JN085471

こころの病は人生もよう

——統合失調症・ユング・人類精神史

尾関夢子
尾関周二

本の泉社

装丁・尾関はるか

まえがき

この本の著者の尾関夢子、周二ともに精神《こころ》の病に直接関わる研究者でも医師でもありません。しかし、こころの病、なかでも統合失調症に対する偏見や先入観を取り除いて、共生社会への前進の一石になればという強い思いで本書を著しました。著者の尾関夢子はこれまで発達障がい児の実践・研究を主としてきましたが、大学生などのカウンセリングにも携わっており、こころの病に関わることがありました。尾関周二は哲学研究者で自然との共生や異なる人びととの共生ということに関心を持っており、『多元的共生社会は未来を開く』（２０１５）という本を出版しています。

こころの病を持つ人をめぐっては、ＷＨＯなどから指摘されているように、日本は諸外国と比べてもいまだに病院に長期入院させるなど、いわゆる「隔離」を基本とする極めて問題の大きい状態から抜け出せていません。「地域で普通に暮らす」ことが関係者の努力により進みつつあるとは言うものの、いまだに困難な状況が続いています。それには様々な理由があげられるでしょうが、人びとのある種の偏見や先入観がその一因であることは否定できません。

こころの病だけでなく、言葉を話せない障がい者はコミュニケーション能力がない等のとんでもない誤解と偏見のもと「神奈川県の津久井やまゆり園事件」が起こりました。また、その裁判や報道でほとんどの被害者が名前の代わりに記号という匿名で呼ばれたことからも、誰もが生きやすい共生社会が益々目指されねばならない事が実感されます。

共生という視点から見ると、性的マイノリティの人、身体障がいの人、外国人、先住民などに関しては、課題は山積とはいえそのための政策や実践も徐々に行われています。しかし、こころの病、とくに統合失調症においては100人に1人近くの発症率というよくある病にもかかわらず語られる機会が少ないのです。そのために、この病の人びとのみならずサポートをする側も、本来ならば背負わなくてもよい苦労の多い現状です。

歴史的に見ると近代以前には重度の精神病の人も人びとの間に交じって生活していたのですが、近代以降は基本的には病院などに隔離されたと言われています。日本の現状は、近代西欧をお手本にした急速な近代化の過剰さの名残と言えるかもしれません。そこで、人類の精神史をも視野に入れてこころの病について考察します。

第Ⅰ部では、病気の一種にすぎない統合失調症に関して、しばしば偏見をもたれるのはなぜか、偏見の多くは「幻覚や妄想」の理解にもあるのではないか、という問題意識から出発しています。そこで「こころ」について生涯にわたって探求し、統合失調症に深い関心を寄せ続けた、精神分析の流れをくむユングに主な焦点を当てることとしました。これまであまり注目されてこなかった視点からユング及びユング派の研究・実践を見ることによって、統合失調症の「幻覚や妄想」をより深く理解でき、偏見を解くカギがあると考えたからです。

それとともに、国内外の心理学や医学の分野での先進的な実践・研究を概観して、この病についての具体的な対応や考え方にも言及し、さらに、筆者が発達障がい児の教育に携わってきたことも少し織り交ぜて共生について考察しています。

第Ⅱ部「人類の精神史の素描——こころの病に触れて」では、人類のこころや精神の誕生を生物の次元まで遡って考えるとともに、人類の歴史における精神の発達をその画期的飛躍に触れつつ概観してみました。そのことによって、こころの病もまた、人類の精神の大きな流れのなかで意義を持って位置をしめるものであることを、精神病理学者の研究の一端をコラムの形で触れて明らかにしようとしています。人類の歴史は経済発展の視点から見ることが多いですが、そうすると、こころの病の人びとは余計なものと見られがちでした。しかし、こころの病を持つ人びとはむしろ、人類の精神史の大きな流れの川辺の花とも思われてくるのです。

長い人間の歴史のなかで、現代の今・この時点という針の先ほどの一点に共に存在している私たちとして、「普通」とは何か「現代の普通」にとらわれず「普通」の概念・見方を変えて未来に繋げていく、そんな存在であれたらいいなあと思います。

この本を一読され、こころの病についてほんの少しでもヒントになるところがあれば著書たちの大きな喜びです。

尾関夢子・尾関周二

〈目　次〉

第Ⅱ部　人類の精神史の素描――こころの病に触れて

尾関周二

こころの病は人生もよう

——統合失調症・ユング・人類精神史

第Ⅰ部

統合失調症の幻覚・妄想をめぐるユング心理学からの新しい理解

尾関夢子

私の狙いは、妄想や幻覚が精神疾患に特異なものではなく、人間的な意味を持っていることを示すことにあった。

カール・グスタフ・ユング（ユング自伝より）

はじめに

「統合失調症、そしてその他の精神の病は、ただの病気にすぎない」

これは、長くこころの病の治療・研究に携わってきた計見一雄や医師たちの言葉です。

「私は、多くの統合失調症の人を実にヒューマンであると感じるものである」と医師であり心理療法家でもあったH・S・サリヴァンは言っています。

また、京都で24時間の在宅医療を続けている医師の高木俊介は「統合失調症という病気を持った人たちの多くは、確かに幻覚や妄想のような普通には理解しにくい症状を持っている。それはちょっと〈シュール〉だ。けれど、実は正直で純粋、愛すべき人たちである。これは、とても人間的で魅力的なことである。なかなか出会うことのできない魅力である」と述べています。これは、サリヴァンの言葉に通じるものでありましょう。

この病をよく知っているからこその言葉の数々です。多くの人がそのように思える社会を目指したいものです。

誰もが、患者さんもそうでない人も、この病を隠さなくてよいと思う社会でありたいと願います。

残念ながら、いまだに、誤解や偏見を払拭できていない社会状況があり、辛い思いをしている家族もいます。例えば、「精神疾患の親がいて」という新聞記事のなかに「統合失調症の親のことが誰にも言えなかった」とあります（朝日新聞２０１７年1月18日付。関連する内容が、同新聞２０２０年8月22日付にも掲載されています）。

現在、心強いことに、これまでの医学・心理学や患者さんなど関係者の努力によって、少しずつではあるものの正しい理解への歩みが諸外国や日本においても進んできており、本文のなかでそれらを紹介して多くの方々と共有したい思いがあります。

なぜ、この病は理解されにくいのでしょうか。

その主な理由としてこの病の持つ独特な症状である、幻覚と妄想があげられます。

周りの人にとっては、突然意味不明なことを口走ったりされる状態は、驚きを持って迎えられます。理解できない状況に出会った時、人は自らを不安定な状況に置くことに耐えられず、その行為（その人）を否定的に見ることによって自らの安定を得ようとするところがあります。時には、強烈な力ずくの形を取る場合もあります。でも、目の前の状況をいくらかでも理解できるようになると、人の感情は違ってきて、行動にも変化が起きることが期待できます。

「幻覚や妄想」とは何なのか、その理解に少しでも近づければ、誤解、偏見をなくす方向に向かうであろうと考えます。そこで、幻覚・妄想に焦点を当てて、数ある研究を俯瞰し、こころの病を持つ人に寄り添った立場での治療、研究を紹介しつつ、筆者の見解を述べてみます。

注目すべきは、近年の国内外の治療・研究に基本的に共通する、「幻覚・妄想を本人ならではの物語」として尊重する見解です。それは、実に20世紀初頭に、C・G・ユングが提唱し実践してきたことです。

本書は、膨大な多方面にわたるユングの研究のなかから、統合失調症の幻覚・妄想に焦点を当てて、この領域におけるユングの先見性を再発見することにも一つのウエイトを置いています。

ユングは、フロイトの創始した精神分析の流れを汲むとはいえ、その見解や治療法は大きく異なるところがあります。したがって、この病に関してフロイトを知っていることで事足れりとはできないのです。例えば、フロイトは神経症の治療を中心にしており、「統合失調症のことはよく分からない」と言って、自らの患者をユングに依頼したこともあるのです。

とはいえ、ユングを理解するためには、そのもととなったフロイト理論を欠かすことができないため、フロイトとユングの足跡を辿ってはいます。しかし、羅列的なものではなく、この病の背景となるところで切り取り、筆者の見解を述べているところに特徴があります。したがって、これまでにはない言及もあります。

例えば、筆者はユングの重要な見解である「普遍的無意識」のなかに〝人間の共生の思想〟を見出し、もともと人びとはこの病への偏見を持たない根源を持ってきたことを述べています。

ユングが非常に重視した「イメージ」は一般的に主観的と思われるきらいもありますが、神経学者ダマシオの言う「人類の神経系の誕生と複雑化の過程において、イメージは心の構成要素をなしてきた」という見解に通じるものがあるのではないかとの仮説を提唱します。

さらに、本書の特徴は、ユング派の第一人者であり、筆者の大学・大学院時代の恩師でもある河合隼雄先生をはじめ、ユング派の研究者がそれぞれに発表してきた統合失調症や幻覚・妄想関連の諸研究を、カウンセリングの実際も含めて考察していることです。

また、ユングの独特の見解である「普遍的無意識」が人生の創造性を生み出すところでもあり、〝芸術家〟のスランプや不登校などの〝問題とされる行動〟について考えるヒントになることにも言及しています。

しかし、ユングの弱点として、心の深層に焦点を当てるあまり、人それぞれを取り巻いている社会的、経済的、政治的環境との関わりの視点が極めて弱いと筆者は考えます。したがって、この病の誤解についてその背景としてこれらの環境要因を抜くことはできないと考え、ユング以外の立場からこの点も考察しています。

筆者が強調したいことは、この病のどんなに重いと言われている人であっても、繊細で豊かな感性を失ってはおらず、「感性」は人間の原点とも言うべき重要なものであり、大切にされねばならないことを身をもって私たちに教えていることです。それはユングのみならず、日本やイギリス、フィンランドの実践・研究から学び取ることができます。残念ながら一般的にそのような理解はされておらず、精神医学者・精神医学史研究家のエビングハウスの言う「精神医学の患者の貢献は、正当に評価されていない」という言葉は、今も言い得ると考えます。このように互いに教え合うことのある対等な存在に対して、偏見のまなざしで見ることなど許されるはずがありません。

長年にわたって〝障がい児の発達と教育〟の実践と心理学研究にも携わってきた筆者としては、〝発達の障がい〟をも視野に入れながら、総合的に〝人間とは何だろう〟についても思いを馳せてみたいと思います。

——第1章

統合失調症とは、どんなこと？

1　医学的には、解明の途上

統合失調症の幻覚・妄想に焦点を当てるにあたって、この病の全体像に触れたいところですが、それは精神医学の領域ですので、われわれのこれからの視点に関連するところでの概要を見るに留めます。

一般的に、原因が分かれば対応が分かるので、まず、その点が気になるところです。原因は、脳内の神経伝達物質ドパミンなどの不具合とされています。つまり、ドパミンが耳（聴覚）や目（視覚）からの様々な情報を受け取って伝達していく時に、バランスが崩れて過剰伝達となった時に、幻覚や妄想などが起こると考えられています。そこで、ドパミンなど神経伝達物質を調節する薬が開発されており、どのような薬にもつきものの副作用はあるものの、それを上回る効果と安全性が確認されているということです。

しかし、この病の全体像についてはいまだ未知数です。近年、急速に進歩してきている脳科学分野においても、脳画像研究等から解明されてきていますが、今後の研究が待たれる〝精神医学における最後に残された課題の一つ〟とも言われています。診断は、血液検査とかＣＴ、ＭＲＩなど医学・生理学的検査によるものではなく、状態を診て判断します。医療現場での臨床経験等をもとに作成された国際基準（ＤＳＭ）をもとに、それと照らし合わせて診断されてきた経緯もあります。ＤＳＭは１９５２年に作成され始め、１９８０年のＤＳＭ－Ⅲ、さらに、２０１３年にＤＳＭ－Ｖ（第５版）が出されており、批判もありつつ信頼性のある診断基準として導入されてきました。

注目したいことは、この歴史のなかで変化が見られるにしても、この病の基準として、〝幻覚〟と〝妄想〟の二つの状態が重視されてきたことがうかがえることです。そこで、統合失調症を考える上でこの症状に焦点を当てることとします。ただ、幻覚・妄想は、他のこころの病などにも出るので、総合的な視点が必要であることは言うまでもありません。

気になるのは一部の医療現場において、症状の評価尺度表の項目をチェックして、その結果から薬を出すだけという診察があることです。それでは、こころの病にとって大切な、一人ひとりの患者さんの抱えるこころの現状や生活の背景が見えてこないのではないでしょうか。医療従事者が本人や家族と話すことで、互いに何かに気づくこともあるでしょう。医療現場は、ときに病を通して聞いてほしいことを話せる唯一の場所であるかもしれません（もちろん、その表を使う際に、配慮ある対応をされている医療機関はあり、この方法の意義を否定しているものではありません）。

2　幻覚・妄想って何？——人間について考える入り口

さて、幻覚については、幻視や幻聴などと言われる状態があります。実際にはないものが見えたり（幻視）、聞こえたり（幻聴）するもので、幻聴が幻覚のなかで最も多いものです。これは、実際にはない声が患者には聞こえるということで、例えば、誰もいないのに人の声が聞こえてきたり、しかもそれが自分の悪口を言っているというように、自分にとって良くない事柄がほとんどです。

妄想は、実際にはないことをあると信じ込むことです。例えば、いつも見張られているとか、テレビで今、アナウンサーが言っているのは自分のことだと関係付けたりします。あるいは、自分の身体が狙われていると思ってしまうなどがあります。

幻覚や妄想は、周りの人には理解しにくく、「そんなものはないよ！　そんなはずはないよ！」と正面から強く否定してかかってしまいますが、本人は存在していると信じ込んでいるので、否定されると、分かってもらえないと思って、余計に主張して固執することになります。その結果、周りは、良かれと思って忠告・説得などをしているつもりが逆効果となり、本人は理解されないと思って、こころの距離が開いてしまいます。したがって、否定してかからないことが大切です。

ほとんどの場合、以上のように説明されることが多いと言えるでしょう。

でも、これで終わっていいのでしょうか？

実は、本人にとっては絶対に存在している状態がなぜ起きるのか、本人はどんな気持ちなのか、周りの対応はどうあればいいのか、などを考えるなかに、〝人間〟について思いを馳せる大切な事柄が秘められていると思うのです。

3　青年期に注目——子どもから大人への階段は大変

ここで、発症しやすい時期について見てみましょう。すると、〝青年期〟に目立って多いというのが、専門家に共通している見解です。

〝青年期〟は、発達心理学でも取り組んでいる領域です。そこで、この立場から「青年期という発達の時期」に、一つの焦点を当てて考えてみることも可能でしょう。ところで、青年期とはいつ頃を指すかというと、一般的には11、12歳から25歳頃で、中学生から、大学生、新社会人の頃になります。

カナダの神経科学者であり精神科医でもあるゲオルク・ノルトフは、脳は思春期（筆者注：ノルトフは「思春期を14歳から18歳にかけて」としている）に大幅に「再組織化」されると言います（２０１６）。その時期には、様々な脳の神経回路やネットワークが再組織化され大規模な変化を遂げるとのことです。

この年齢は、心理学で言う青年期にあたり、後ほど詳しく見るように「自己の再編成」を行う時期にあたります。神経学と心理学の二つの研究領域の見解は、年齢から見ても、「再組織化」「再編成」という観点で（早計な判断は控えなければなりませんが）、ほぼ一致していると見ることができます。

さらに、日本の精神科医・笠井清登（２０１３）も、思春期・青年期（10歳くらいから25歳くらい）の脳の発達から、この時期の自我形成がこの病の本態ではないかと指摘していることも注目されます。では、なぜ、青年期が好発期なのか。それを、青年心理学研究で多くの支持を得ているE・H・エリクソン（１９０２〜１９９４）の見解である「エゴ・アイデンティティ（自我同一性）」から考えてみましょう。アイデンティティ、よく聞く言葉だなあと思われる方もいるでしょう。そう、それは、もともと、エリクソンの発想から広まっていったのです。

４　アイデンティティの視点

統合失調症とアイデンティティの関係は、従来、言うならば、隅っこの方で語られてきました。つまり「それも、まあ、ありそうだね」という感じでしょうか。しかし、前述の笠井らの見解を踏まえるともっと光が当てられても良いと考えます。

（ⅰ）自分とは――エリクソンの苦悩

アイデンティティについて見るにあたり、まず、その創始者であるE・H・エリクソンの人生から入りたいと思います。

彼は、苦悩に満ちた青年期を過ごしており、だからこそ、そこから考え抜かれた考察・理論は多くの共感を呼んでいます。エリクソンの生涯は、『エリクソンの人生――アイデンティティの探求者』という分厚い２巻からなる本（２００３）の冒頭によく現れています。それは、次の言葉で始まっています。

「エリクソンの91歳の誕生日が近づいた頃、彼に特別なバースデープレゼントを贈ろうと私（この本の筆者）は心に決めていた。それは、彼の実の父親の身元を明らかにする情報だった」

彼にはデンマーク人である母親が再婚したユダヤ人の父親はいたのですが、実の父親について母はこの世を去る時にもついぞ明かさず、誰だか不明のままだったのです。彼が亡くなる前の91歳の誕生日のプレゼントがこの情報でした。しかも「実父かもしれない人は、〝この２人の内の１人かもしれない。２人とも、デンマーク人ではあるが〟」というもので、実の父親がどんな人か分からない、自分のルーツが不明なままの人生でした。

エリクソンは、第一次世界大戦後の混乱のなかで、絵を描きつつ長い放浪の旅を続け、その約10年間の集大成としてようやく個展を開きました。しかし、それは失敗に終わり深い挫折感に襲われたのでした。その状況のなかで、フロイトの末娘で精神分析家のアンナ・フロイトのところで、子どもの面倒をみるアルバイトを、たまたま紹介されました。子どもに接する様子を見た彼女から、子どもの心理療法（サイコセラピィ）の道を勧められます。このまま絵描きを続けるか、この先どうなるか分からないサイコセラピィを選ぶのか、人生の分かれ道での選択でした。彼は、児童分析家としての訓練を受ける道を選びます。同時代に、同じく画家を目指しつつ上手くいかず別の選択をした人物に、あの残忍なヒトラーがいました。人生の分かれ道に立った時に何を考え選択するのかに、自らの人間性が問われることを深く考えさせられます。

エリクソンは、養父がユダヤ人であった関係で、ナチスの手を逃れるために１９３３年アメリカに移住しました。しかし、アメリカでは、彼は、デンマーク人でもなく、さりとて、ユダヤ人でもないとみなされ、どちらの社会にも所属の定まらない、言わば、〝周辺人〟であり、居場所作りに苦労を重ねました。〝自分とは何か〟を考えざるを得ない状況にあったと言えるでしょう。しかし、その後努力の末、カリフォルニア大学バークレイ分校の心理学教授となるなど活動の幅を広げていったのです。

１９５０年には、彼の代表作とも言える『幼児期と社会』を出版するなど充実した研究生活を送っていました。しかし、同年、反共産主義運動のマッカーシズムが大学にも押し寄せてきました。当時は、アメリカとソビエトの冷戦の激しい時代であり、思想統制は非常に厳しく、人権を無視した糾弾が行われ宣誓の強要や公職追放などがまかり通りました。かの映画監督・俳優のチャップリンも糾弾されてアメリカを離れざるを得なかったことは、つとに有名です。エリクソンは、〝自由の国アメリカらしくない〟との理由で反発し、毅然として同大学を辞任したのでした。

しかし、その後も研究心は絶えることなく青年期研究などに没頭してゆき、『アイデンティティ：青年と危機』や『歴史とアイデンティティ』などを発表し、世界に影響を与える業績を残したのでした。

(ii) アイデンティティ――青年期の認識が生みだすもの

こうした背景のもとに考え出された「アイデンティティ（エゴ　アイデンティティ）」とは何でしょうか。それは、〝自我同一性〟と訳され、〝自己の存在証明である〟と説明されています。初めてこの言葉に出会った時の筆者にはすんなりと理解できず、まるで胃のなかの消化不良状態のように落ち着きどころがありませんでした。実は、エリクソンは詳細に語ることを好みませんでした。彼は、自分の理論を断言するよりも多様な解釈、考察を喚起することを意図したのでした。そこで本稿においても、これまでの心理学者の諸研究に拠りつつ、筆者の理解のもとに進めることといたします。

アイデンティティの獲得は、「自分とは何だろう」というテーマのもとに展開されていきます。自分自身について、過去・現在・未来にわたって見つめて、そこから得られる自分とはこういうものだという、言わば、〝自己定義〟とも言えるものです。

もう少し具体的に見てみましょう。

青年期の代表的な特徴は何かというと、中学生になる前後には、〝自分自身を考える対象〟とすることができる知能の発達段階に達してきて、自己に対する認識がそれ以前の児童期までとは変わってくることがあげられます。つまり、幼児期や児童期（学童期）頃までは「自分自身をどんな人と思っているか」というと、それは、家族や先生など身近な人たちから自分にかけられる言葉によって、ほぼ形成されます。例えば、「〇〇ちゃんは、歌が上手いね」とか言われていると、それがそのまま自己の認識となることが多くあります。言わば、他者からの言葉がけによる、継ぎはぎだらけの自己認識です。

このような自己認識は青年期になって、自分で自分を見つめる力がつき始めてから、次第にガラガラと積み木崩しのように壊されて、自ら作り直す作業、再編成に入ります。しかし、以前の自己認識が全く消えてしまうわけではなく、土台となることも多くあります。したがって、乳幼児期からこの時期に至るまでの虐待やいじめ、〝お前はダメだ〟などという心無いネガティブな言動は、自尊心を大きく傷つけ、アイデンティティ形成に与えるダメージは、あまりにも重いものがあります。

〝自分自身を考える対象〟として取り上げうる発達段階に入った思春期（青年期の入り口）には、「自分って、何だろう」「自分自身の存在が不思議な気がする」等の疑問・意識が徐々に高まっていきます。その解答、つまり「アイデンティティの獲得」を望む心情が動き始めます。

この作業は、自分のこれまで（過去）と、今（現在）と、これから（未来）を総合的に見通し、見つめて自画像を作ることであります。例えば、これまでの自分は、どのような親・家庭・環境のもとに育ってきたかという生育歴について。また、今、自分には、どのような長所・短所・適性があるか、どのような環境にいるのか。さらに、経済的、政治的、社会的、文化的、民族的、家族的、宗教的価値観などは、どれを選択すればいいのだろうか（例えば、〝この世は結局、お金がすべて〟なのか、〝お金ではない福祉的活動こそが重要〟なのか。また、〝選挙に関心なんか持っても意味がない〟のか、〝選挙は大切だ〟なのか等）。さらには、「～としての自分はどうあるべきか」という「役割」についても考える必要に迫られたりします（例えば、自分は大学に行きたいけれども、長男として家計を支えるべきか等）。それらを踏まえて、将来は、進路・就職・結婚などについて、どのような道に進めばいいのかという選択が迫られます。

このように多種多様、多岐にわたる価値観のなかで何を抽出するか、どういう立場に立つかという選択は、具体的には、人生の進路の選択、あるいは、親への依存関係からの脱却・自立の問題等にも結び付くものであり、実に、一筋縄ではいかないものです。

自分自身について考える時には、何らかの基準が欲しいものです。その時、身近な友達など他者と比べることもしばしばで、そこで見出された自分は劣等感を伴うことが多いと言えましょう。例えば、自分は背が低い、勉強ができない、スポーツが苦手だ等々。それがまた、自分を疲弊させます。思えば青年は、何という大変な作業を頭のなかで行いつつ、日常生活を送っていることでしょう！

（iii）アイデンティティを巡る混乱①――問題とされる行動・こころの病・さなぎ状態

このような〝自分を探す旅〟は、極めて多くの時間と精神的エネルギーを要しながらも、安易に回答は得られず、もやもやとした精神的に不安定な時間が持続することとなります。つまり「アイデンティティをめぐる混乱」を体験することになりますが、これが、とりもなおさず、青年期の主な特徴と言えるでしょう。

モヤモヤ状態は、不登校や引きこもりであったり、暴力行為や万引きという非行であったりと、何らかの「問題とされる行動」として表出することがあります。また、うつ病や統合失調症など「こころの病」として表出する場合もあります。前者の「問題とされる行動」と後者の「こころの病」は、きちんと分けられるものではなく、混然一体となっていることもあり、うつ病から不登校になる場合もあります。あるいは、日常的には、それまでの「お母さーん、お母さーん」とニコニコと寄って来ていた時代を卒業して、親と会話をしなくなったり、「べつにー」としか言わないなど、さなぎのようになって次のステップに向かっていきます。

(iv) アイデンティティを巡る混乱②——閉塞的社会・ＩＴ革命の嵐

この病は、青年期以降でも人生における様々な転機（就職、昇格、降格、失職、転居、入学、転校、死別など）が誘因となって発症しやすい事も指摘されています。この状況は、人によっては今後に対する不安やストレスが、かつてない程に高まっている場合もあります。例えば、「自分が昇格して、周りの人は喜んだり羨んだりしているけれども、自分はやっていけるのだろうか」「就職は決まったけれど大丈夫なのだろうか」等々。

現代のめまぐるしいＩＴ革命の嵐は、社会構造の大きな変化をもたらしています。ＩＴによって、社会は格段に便利になり、私たちが長年にわたって求め続けてきた障がいのある方々への様々な補助が可能になってきています。しかし、労働の面から見ると、これまでは安泰と言われていた、いわゆる一流企業においてもいつリストラされるか不安定な状況に陥ることを余儀なくしています。非正規雇用が労働者全体の3分の1以上を占め、正規であっても名ばかりの場合もある状況が長く継続しています。「過労死」という言葉が海外でもそのまま「カローシ」として通用するようになって久しくなります。先の見えにくい社会は自分がどう生きていけばいいのか、希望を持って自画像を描くことを困難にしています。

こうした社会状況は、年齢を重ねても、しばしば、高いストレス状態を生みがちです。人は青年期でなくとも人生の折々で、アイデンティティの混乱や危機、あるいは、それに似た経験をすることが起こりうるわけです。

アイデンティティをめぐる不安定な心情は、ストレス状態の継続を生み生理的にはドパミンに影響を与え、この病の要因となりうると考えられます。ただし、その要因のすべてではないところがこの病の複雑さでもあります。

筆者は後の２章６節で述べるように、ユング自身もアイデンティティの混乱の時期、見方によっては、統合失調症と言える時期があったと推察しています。

（ｖ）アイデンティティを巡る混乱③——幻覚・妄想と、無意識の関係

青年期であれその後の時期であれ、アイデンティティを巡る混沌とした状態は不安定なこころの状況を継続させます。さまよえるこころは、「どうすればよいか」ともがき、探り続けるうちに、日常保ってきた意識的なコントロールの力を弱めてしまうことがあります。それは無理からぬことと言えるのではないでしょうか。そうなると、意識の世界のコントロールを突き破って、無意識の世界からいろいろな様態が表出、あるいは、噴出してしまうことがあり、その一つに、幻覚・妄想があります。この考えは、これから見るユングの見解をもとにしています。

無意識の世界などと言われると、唐突な感じがあるかもしれません。旧来は、無意識などという不

確実なものは存在しないという考え方が長くありました。近年では、次の章で紹介するように、様々な科学の領域から、視点の差異はあるものの、その存在が認められるようになってきています。

この「無意識からの訪問者（幻覚・妄想）」は、患者さんのなかできちんととらえられるものではありません。時には強く理性を超えて突出します。そのために、混沌としていて周りの人達に何を言っているのか分からないととられます。

「社会的に適応している」とは、自分の内的・精神的世界と、外的・現実生活の世界との二つの世界が、「社会が認める方向で」自分のなかでコントロールされている状態です。幻覚や妄想などの場合、それを周りの人たちが了解不能の言動と認識すると「社会に適応していない状態・病状」と見て「患者」とするようになると言えるのかもしれません。

しかし、幻覚・妄想から発せられる、一見、あり得ないと思われる言動も、これを「無意識からのメッセージ」ととらえてみると、了解不能と思われたことが分かってくる場合もあります。そのような臨床例は、臨床心理学者の武野俊弥（２００５）らによっても報告されています。

幻覚・妄想も見方を変えることによって、それなりに了解でき、患者とみなされた人も、周りの人も〝楽になる〟わけです。楽になることは、病状の軽減や寛解（病気が落ち着いて安定している状態）へと繋がっていく可能性をひろげます。日常生活のなかで一方は、「どうしてそんなものが見えるんだ？　聞こえるの？　あるわけないのに！」といらだち、他方は、「あるのに、どうして分かってくれない！」と落胆する言葉が飛び交い、互いに消耗することが減っていくこともあり得るのです。

妄想・幻覚を、病的なものと見ることで事足れりとしてよいのかという点については、歴史学者の安丸良夫（１９８７）の示唆に富む著述などがあります。「なくすべきもの」という否定を前提とはしない取り組み、治療も、近年では後の章で述べるようにイギリスやフィンランド、日本でも見られるようになっています。こうした、そもそもの疑問に立ち返ることも大切と思われます。

第2章

無意識の世界

1　近年の諸科学からの関心――無意識は存在する

ここで、無意識についてのいろいろな理論を紹介してみます。フロイトとユングの見解を考える際の参考となりえるでしょう。

これまで、「無意識」について考察することは科学的でないという批判が強かったのですが、近年では医学や社会学などの研究領域においても、その存在が見直され、評価される傾向が高まり研究が進められています。

神経学者のジョナサン・ウインソン（ロックフェラー大学教授）は、『脳と心の生物学――無意識の構造』（１９８７）において、次のように述べています。

「最近の神経科学の発見は、脳と心を繋ぐ可能性を示しています。それは、およそ、１億４千万年前に起こった哺乳類の脳の進化による変化です。この変化は人間も含めて次々と哺乳類の脳に受け継がれ、そして人間の脳では、フロイトの言う無意識の物質的な基礎を形作っているのです。

人間のみに存在する意識的な知性と無意識的な脳の仕組みの結合、すべての人に見られる覚醒と睡眠、それが、われわれの最も古い哺乳類の祖先から受け継いできたものなのです。それは、いずれも驚くべきものであり、人間の苦しみの多くの原因にもなっています」

また、物理学者であるレナウド・ムロディナウ（カリフォルニア大学教授、ドイツ・マックスブランク研究所教授などを歴任）は、機能的核磁気共鳴画像法などの技術を使って無意識を探求しています。フロイトとは大きく異なる研究ではあるものの、著書『しらずしらず——あなたの９割を支配する「無意識」を科学する』（２０１３）で、「無意識の持つ凄まじい力を解き明かしたフロイトの功績は認めるべきで、それは重要な成果ではある」と述べています。

彼は、著書の内容紹介で、次のように述べてユングを評価しています。

「カール・ユングは、人間が意識的には気づかないような出来事がいくつかあり、それらは言わば、意識の閾下（サブリミナル）に留まっている（中略）と書いている。本書は、この幅広い意味で言うところのサブリミナル効果、つまり、無意識の心の働きとそれが及ぼす影響を今日の神経科学の新たな技術によって、説明した本である」

さらに、物理学から哲学、社会学など様々な研究テーマにおいて、著作物に枚挙のいとまがないほどの研究者であると言われるチャールズ・パースは、「無意識の働きは、私たちが進化で獲得した生存メカニズムの重要な一部分をなしている」と述べ、「無意識の心は、意識的な心の知らない知識を持っている」ことを発見して、数多くの実験を行ったと言われています。この見解は、後に述べるユングの重要な説と合い通じるところがあると思われます。

このほか、ジュリアン・ジェインなど、無意識の研究者の見解として、「無意識が人類の生存・生き延びるのを可能にしてきた面があるという説は多い」とされています（２００５）。日本では、どうでしょうか。脳情報学者の神谷之泰（京都大学大学院教授）は、脳の信号を使って心の状態を解読する可能性を探究しており、「心の状態として意識状態だけでなく無意識を含むヒトの内部状態全般を考える」としています（２００７）。研究の立場は異なるものの、広い意味でとらえれば、「無意識」は、多くの科学の対象となってきており、ウイルソンの言葉を借りれば「今日、無意識が存在することは、一般的に受け入れられている」と言えるのです。

これらの研究から、現代における個人が無意識の世界と切り離せない存在であること、さらには、無意識の世界へのアプローチの意義についても示唆されていることが見て取れるのではないでしょうか。

2　無意識とユング——無意識研究の第一人者

無意識の存在を発見したのは、先述の研究者たちが言及しているように、オーストラリア、ウィーンの精神神経学者、心理学者であるフロイトです。しかし、現代では、無意識と言えば、様々な学問の境界を越えて、ユングが取り上げられることが多くなっています。

ユングは、病のみならず人間のこころ、精神についても深く広く探求し「心理学と精神医学の世界で、カール・グスタフ・ユングほどよく知られている人物もめったにない。ユング学説の現代思想は世界的に影響を与え続けており、社会学、政治哲学、経済学へと広がっている」と言われています（エランベルジュ　１９９９）。日本においても「ユングの文学芸術観が現代に与えた影響は、殆ど決定的であると言ってよい」とまで述べられています（松代洋一　１９９８）。

無意識についてユング自身、自伝のなかで「私の一生は、無意識の自己実現の物語である。無意識のなかにあるものは、外に向かって現れることを欲しており、人格もまた、その無意識的状況から発達し」と述べており、彼の研究の根本は「無意識」への深い関心、探求でありました。

彼は長きにわたり精神科医として病院での統合失調症などの治療を行いましたが、それも相まって、この章の4節で触れるように多領域にわたる数々の書籍を読むことにも余念がありませんでした。かといってインドア派なのではなく、地球上の様々な地域を旅し、いろいろな文化・生活スタイルを持つ民族のなかに入っていきました。例えば、50歳にして、アメリカのアリゾナやニューメキシコのプエブロ・インディアンを訪れたり、当時としては困難なアフリカのウガンダや、ケニヤへの旅をしました。さらに、東アフリカのエルゴニ山でエルゴニ族と親しくなって家に招かれるなど生活を共にし、民族の風習、宗教、民話などに直に触れたのでした。日本や中国、パキスタンなど東洋文化にも目を向け、ヨガや禅、易経に深い関心を寄せ、64歳の時、鈴木大拙の『禅仏教入門』に序文を寄せています。

このような土台のもとに、人間の精神について洋の東西を総合的にとらえて考察したのでした。

ユングのこうした広い視野に立った精神の探求は、様々な学問領域や社会活動の分野において受け入れられている背景と言えるでしょう。西洋的思考・気質を軸にしているフロイトよりも日本人に受け入れられやすい要因であろうと考えられます。

もともと、無意識の発見はフロイトによるものであり、ユング自身、様々な機会にフロイトに言及しています。ユングを語る時にフロイトを抜きには語れないところがあります。フロイトとユングの劇的な出会いと別れ、２人の関係性については、興味深いエピソードの数々がありますが、それはこの章の5節に譲ります。

注目されるのは、フロイトは列車恐怖症などの重い神経症に陥ったことがあり、かたや、ユングは幻覚の体験がありほとんど統合失調症と言えるほどの状態があったことです。共にこころの病、あるいは、それに等しいくらいの状態を抱えていたのです。

通常、こころの病に陥ると力を落とすことが多いかと思われますが、二人は、それだからこそ治療・研究しないではいられない（することができる）と取り組んだのです。そのエネルギッシュなところに学ぶものは大きいと思います。

フロイトについて見ると、彼は、１９２３年68歳の時から上顎癌に侵され、度重なる手術を繰り返していました。１９３８年3月には、ナチスがオーストリアに侵入し、6月にはユダヤ人である彼の家にもナチスのゲシュタポが突入。フロイトは、柱にしがみついても離れたくなかったウイーンでしたが、ナチスから逃れるために周囲の人にうながされてイギリスのロンドンにかろうじて渡ったのでした。その地においても、癌の末期にもかかわらず激痛に耐えながら最後まで患者の治療にあたり、

１９３９年９月永眠しました。

スイス人であるユングは、ナチスの時代、諸説ありますが精神療法という若い学問領域を守ろうとして行動したと言われています。彼は生涯生誕の地であるスイスを離れず(フランス留学等を除いて)、晩年、自身の心の反映とも言える円形をした低い塔の形の建て物を建てました。自分でレンガを積んで作り、電気を一切使わず井戸水を汲んで、料理も自分でするという自然に密着した生活を好み、そのようななかで治療・研究にいそしみました。ユングの主要著作を見ると、ほとんどは70歳前後からでした。

フロイトとユングは、ともに82歳と86歳という現代でも高齢と言える年齢まで現役でした。自らの心のなかを深く洞察し続けた生涯は、身を削ぐほどのこともあったかと推察されますが、心の研究と治療への使命感と情熱は、長寿につながった一因かもしれません。二人はそれぞれに、こころの病を抱えながら研究にいそしんだ人生でした。

ユングは自分の生涯について、自伝を残すことを好みませんでしたが、周囲の計らいで晩年、口述したものが（一部、自らも書いていますが）秘書のアニエラ・ヤッフェによって『ユング自伝』にまとめられています。これは、ユングの幼少期からの内面が綴られたものであり、ユング自身もこの本が他のよりも自分を語るものとなっていると評価しています。本稿もユングに関しては主に、この本を基本に述べていきたいと思います。

3　フロイトの世界

ユングがこころの病全般や統合失調症・幻覚・妄想についてどのように考えたのか、この本題から一気に入っていきたいところですが、その理解のためにも、まず、フロイトの世界に足を踏み入れてみましょう。

ジークムント・フロイト（1856～1939）は、神経症の患者を多く診察するなかで、試行錯誤の末に精神分析理論を形成しました。

フロイト研究の第一人者である小此木啓吾（1982）によれば、「フロイトが精神分析を創始したこと」について、「神経症の人びとが、どのようにして自分の心を知りその洞察を介して、心に対する主権を回復する事ができるか、という課題に答える努力の過程からであった」と言われます。

フロイトのこの姿勢は、神経症などのこころの病の治療・研究に留まらず、さらに、人間の精神構造全体をとらえる事へと繋がっていきました。

彼の創始した精神分析理論は発表当初、「科学的に証明されない」など多大な批判にさらされました。しかし、当時のヨーロッパにおいて大きな影響を及ぼしていた実験等による科学的合理主義的方法では「精神の問題」は解決されず、その方法での探求は困難であり、それのみを重視すれば、

〝精神の問題は置いてきぼりにされた〟でしょう。実際、フロイトも当時の教科書にあった電気療法を試みますが効果は得られなかったということです。そこで、彼の主な研究方法は精神医療に関わる多くの治療経験や自己の体験に基づく事例研究的洞察とも言える方法に向かったと考えられます。ちなみに、医学者でもあるフロイトは、神経解剖学の研究に没頭した時期もあり、特に、哺乳類の延髄の研究に焦点を当てて「脳の神経経路」という論文（１８８５）を発表したのをはじめ、多くの業績が認められています。

現代では、彼の発見した諸理論（リビドー等）には強い批判がありながらも、「無意識」については、今日もなお根強く評価されていることは、１節の脳科学研究の領域でも言及したとおりです。

（ｉ）理論の背景――生い立ち：貧しい大家族のなかで

ところで、理論形成にあたっては、彼自身の成育歴も大きく影響を及ぼしたことも知られています。彼の家族構成等について、若干記述の異なる書籍もありますが、ここは、主に小此木啓吾（１９８２）に基づいて紹介します。

彼は、１８５６年、オーストリア・ハンガリー帝国の一部であるフライベルクという小さな町で、ユダヤ人の毛織物商の家に生まれました。父は40歳の時、19歳の母と再婚し、その時、父には成人となっている２人の息子がおり、フロイトは再婚後の最初の子どもとして誕生しました。彼は生まれ出た時に羊膜を被っていて、それは「将来の名声と幸福を約束された子ども」との言い伝えがあり、母はことのほか喜んでフロイトを可愛いがりました。

フロイトの誕生時にはすでに長兄には息子がおり、つまり、フロイトは生まれた時には、自分よりも1歳年上の甥がいたのです。その後、５人の妹と2人の弟が生まれ、この家族のなかで同胞間の葛藤を経験しますが、その一方で、母に深く愛されているという実感がフロイトにとって大きな自信に繋がります。これが後の自己分析の背景となって、「母子関係論」の一つの源となったとされています。さらに、フロイトにとって母親は美しく眩しい存在であり、この感覚が、幼児期は「エディプスコンプレックス期」であるという、彼にとっては重要な理論のもととなりました。この「エディプスコンプレックス」とは、「幼児期は、異性の親に恋愛感情を抱くという発達的特徴があり、男児は母親にその感情を持つ」というのです。エディプスコンプレックス論については、筆者は発達心理学の立場から異論を唱えたいところですがそれは別の機会にします。

フロイトはこころの病の一つである神経症を患ったことがあると先に述べましたが、そのきっかけとなる出来事が4歳の時に起こります。父親の仕事が不振に陥り、一家はウイーンへと新天地を求めて移り住むことになったのです。先行きの不安をフロイトは感じ取っていたのでしょう、その移動のなか、汽車の窓から見えたガス燈の火は、彼には〝地獄で燃える人魂のようだった〟と言っています。30歳の頃、重い「汽車恐怖症」という神経症に苦しみますが、それは、この体験が関係していると考えられています。

彼の家庭は経済的に恵まれず、極貧生活のなかで両親の配慮のもと彼だけが石油ランプを使えるという日々を過ごして、高校を極めて優秀な成績で卒業します。進路のなかなか決められない時期、それを決定したのは、ゲーテの次のような一文でした。

「自然は美しい豊かな母であり、お気に入りの子供たちにその秘密を探るのを許す」甘い香りが漂います。お母さん大好きのフロイトにとって、これに勝る言葉はなかったのではないかと思います。もちろん、そんな感傷的なことばかりではなくもっと冷静に、当時、世間の関心の高まっていたダーウィンの学説からも自然科学への関心を深めていきました。その時代、ユダヤの人びとに対する世間の偏見は激しく、ユダヤ人が成功する道は狭く、法律家、実業家、医学者しかほとんどなかったと言われています。そのなかで、フロイトは医学の道を選んでいったのです。

（ii）理論形成への道――偉大なる先人の存在

彼は17歳でウイーン大学医学部に入学し、その生物学研究所で、Ｊ・ブロイアー（1842〜1925）と出会います。彼は、フロイトよりも14歳年上で、すでに第一線の学問業績もあり高名な、いわゆる上流階級の家庭医でした。彼は、フロイトの才を認めていたのでしょう、貧しいフロイトへの経済的援助を惜しみませんでしたが、激しい独立心のあるフロイトには苦痛な面もありました。ブロイアーの家に出入りしていたフロイトに、ブロイアーはヒステリーというこころの病を患っていたアンナ・Ｏ嬢について話します。それがその後、フロイトが歴史的見解を生むきっかになったのです（学問的向上心に満ちた熱い瞳の彼が想像されてしまいます。実際、彼の〝眼光〟は、晩年になっても衰えませんでした）。

アンナ・Ｏ嬢は、21歳、上品で知性豊かな女性。不治の病で闘病中の父親の看護を献身的にしておりましたが、そのさなかに、嚥下（飲み込み）困難、手足の麻痺、高度の視覚狭窄等の症状が出てきたのです。ある往診の日に彼女は自己催眠状態になり、人には言えず自分のなかに収めこんでいた嫌な体験を吐露します。それは彼女の家庭教師が、犬に人の使うコップで水をやるのを見たことです。以来、彼女は水を飲めなくなったのですが誰にも言えずじまいでいたのです。ところが、この日ブロイアーの前で自己催眠状態になって語り、その後目覚めた時に美味しそうに水を飲みほしたのでした。

この状況から、ブロイアーは催眠状態で過去の心の傷（外傷体験）を話すことによる治療を考えつき、「催眠浄化法」と名付けました。心のなかにある本人も気付かなかったモヤモヤした感情、しかし、本人には重要な感情を、言葉に表すことによって治すという、実に、これまでになかった方法の幕開けとなったのです。

このヒステリー（神経症というこころの病の一つ。現代ではこの名称はない）は、当時、女性だけに見られるものであり、周りの人達の関心を呼ぼうとする仮病か空想の病として、さげすまれていました。その原因は子宮の移動によるとして、治療法も患者の鼻先で子宮の嫌う吉草根の香りを嗅がせるぐらいで事足れりとされていました！　それだけに、フロイトはこの新たな状況に強く心を動かされたわけです。

当時パリで神経病学者として評価の高かったシャルコーのもとに、１８８５年からの２年間留学しました。ちょうどシャルコーは神経症のなかでもヒステリーの研究に余念のない時であり、彼は「ヒステリーは心理的作用による、心因性である」という画期的な見解を示していたのです。これは、心理学が不在であった当時の精神医学界に、大きな転機をもたらす革命的な見解であったと言われています。

心躍る思いで帰国したフロイトは帰国した年の秋に、ウイーンの医師会で次のように発表しました。「ヒステリーは心的外傷によるものであり、当然、男性にも起こりうる病である」

しかし、当時の価値観からすれば、「とんでもないことを言う！」「男のコケンに関わる！」ということでもあったのでしょう。大変なブーイングにあうことになります。フロイトは学会から袋叩きにあい、その後、孤立していく一つのきっかけとなったのでした。孤立の背景には、単に学問上のことのみではなく、彼がユダヤ人であったことも当時の社会のなかでは大きく影響したのでした。

彼は、大学の研究室からも締め出されましたが自宅での開業医として患者が通って来るなかで、神経症などの治療に没頭しました。当時注目されていた電気療法などいくつかの方法を行いましたが、先述のブロイアーの催眠浄化法によるのが有効であるとの思いに達しました。そして、ブロイアーとの共著『ヒステリー研究』を１８９５年に発表したのでした。

フロイトの研究について語られる時、必ずというほどブロイアーが登場しますが、彼のみでなく、フロイトに大きな影響を与えた先人として、シャルコーも要チェックと言えましょう。

ちなみに、アンナ・Ｏ嬢（ベルタ・パッペンハイム嬢とも記される）は、後年、ヨーロッパで最初のソーシャルワーカーとして活躍したということです。

(iii) 精神分析の誕生――元祖「心理療法」

学界からは干されたフロイトでしたが、開業医としての彼のもとには、ヒステリーはじめ神経症的病を持つ人たちが治療を求めてやってきました。彼は、「催眠浄化法」によって一定の効果を上げていきましたが、やがて、この方法による問題点に気づきます。それは、催眠による効果は持続しないこと、効果は医者と患者の関係性に左右されること、などでした。

その後、治療中の患者の言葉、「私の思考の流れを質問で邪魔しないでください」というのをヒントにして、「自由連想法」を考えつきます。

自由連想法とは、患者に一つの単語から自由に次々と浮かんでくる言葉を言い繋いでもらう、連想してもらうというものです。連想していくうちに彼・彼女は、言い淀んでしまったり、情緒の乱れたような反発することを言い出したりします。実は、そこには、心のなかにあって触れたくない事柄に抵触するのを回避したいという心の動きがあるからだと考えました。ここで、「無意識」という概念を発案したのです。つまり、自由連想法は、無意識を意識化する方法となります。こうした実践のなかから、従来の催眠法と決別して自由連想法へと舵を切っていきました。ここに「精神分析」が誕生することとなります。フロイトが初めて「精神分析」という言葉を使ったのは１８９６年40歳の時のことでした。

今日に至るまで様々な心理療法が発展してきていますが、これはその始まり、元祖となるものと言ってよいでしょう。

この「こころのなかに渦巻く思いを〝語る〟ことによって、精神の病の治癒や本人の問題を解決に導く」という方法は、当時の「精神の病は脳の解剖学的病変として〝脳病理学〟の課題」という状況のもと、しかもそれが行き詰まりつつあったなかで画期的なものでした。フロイト自身も、脳の病理学研究に没頭して、その論文が評価された経験を踏まえてのことでした。

また、フロイトは、〝パーソナリティの構造理論〟を構築するのですが、この「パーソナリティ」という概念は、当時は哲学と神学のものであった時代であり、そのなかに打って出たことにもなるでしょう。

ところでなぜ、無意識を意識化することがこころの治療になるのでしょう。日常、意識したくないからこそ無意識の世界に入れ込んでいるのに、です。

そこには無意識と意識の力動的関係があります。

フロイトは、日常の生活で意識していると、強い苦痛、不安、不快感、罪悪感などに陥ってしまうもととなるところの、記憶、認識、感情などを意識しないでおこうとする、すなわち、無意識化しようとする心の働きが、まず、あると考えました。つまり、意識したくない不快な記憶などを無意識の領域に押し込んで、「抑圧」して、日常生活を無難に送ろうとする心の働きです。しかし、この抑圧された諸々のものたちは、押し込められた領域で平静に留まることはなく、意識の世界に浮かび上がろうとすることがあります。ここに、〝浮かび上がりたい！〟という力と、〝ひっこめ！〟という相反する力のやり取りが起こり、葛藤状態が生じ、高じて精神の病となると考えました。

したがって、治療の方法としては、患者が自由連想で行き詰まったところに関連する、抑圧され無意識化されながらも力動的に突き上げてこようとして葛藤状態を引き起こしている感情・記憶などを意識の領域に引き上げて、つまり意識化し、問題の所在を明らかにして納得することにより病は治癒していくことになります。この作業は、精神の中心である「自我」の役割です。もともと、意識したくなかった事柄を白日の下にさらして考えることになるわけですから、それには、強い自我が求められます。

このような治療法は、強い自我を持つフロイトならではの発想で、また、西洋と東洋の人びとの自我の強さには一般的に差異があると考えられるところから、日本人には不向きと言われることもあります。一部には、精神分析に対して〝無理に言わされる〟というような批判もあり、その一因である場合があるのかもしれません。つまり、〝以心伝心〟とか〝沈黙は金〟というようにストレートにはっきりさせないのを良しとする価値観を持つ日本人には、肌の合わないところがあるのかもしれません。その点、ユングは、前に述べたように西洋人と東洋人の気質を総合的にとらえる立場であり、また、フロイトのような自由連想法は用いないという大きな違いがあります。

フロイトは、神経症などこころの病の要因として、つまり、抑圧されているものとして、〝生い立ちの項〟で見た「エディプスコンプレックス」、「幼児期の母子関係」や、さらに「リビドー（性的欲動）」を重視しました。しかし、ユングは、この見解については、最初にフロイトに出会った時から生涯にわって、いずれも受け入れませんでした。

ユングは、フロイトの「意識と無意識の世界」という発想にこそ強く惹かれて、その門を叩いたのでした。

４　ユングの世界

いよいよ、ユングの世界に入りましょう。

カール・グスタフ・ユング（１８７５〜１９６１）は、幼少期から自分の内面で起きている、夢や一人遊びなどのなかで起こってくる、一般的には稀有とも言うべき事柄や、発想をないがしろにせずに心に留め置いていました。

例を挙げると、９歳の頃のことです。彼はお気に入りの石の上に数時間座って、石と自分の関係の想像的遊びをするのです。「ずっと石の上に座っていると、私と石がどこかでつながっていて、私が石の上に座っているのだけれども、一方で石である私の上に彼ユングが座っているという感覚も生まれてくる」。この内容は『ユング自伝』のなかに書かれていますが、詳細に紹介するには複雑で、本稿の主旨でもないので、ここはユングに精通している心理学者山中康裕（京都大学教授）の次のような紹介が理解を助けると思われます（２００１）。

「学校に行く私も私だが、いつも私は石として庭にじっとしてもいる。どちらも自分なのだが、一体どちらが本物なのだろうか」

このようなユニークな発想のエピソードは、いくつかあり、それらを人間の心のありようと関係づけて洞察し続けました。こころについて考える精神医学に進む素地と思われます。早熟の哲学者のようにも見えますが、反面、子供らしいいたずらをしたこともあるそうで、晩年になっても甥っ子を楽しませたことを書き添えておきましょう。

（i）理論の背景――生い立ち：フロイトとは真逆の両親像

彼の精神への探求は、自らの経験に深く根差しているところがあり、したがって、その生涯を生い立ちから辿ってみることは、欠かせないこととなります。

ユングは、１８７５年（日本では明治8年）７月26日、スイスのボーデン湖畔の地で生まれました。父は田舎の教会の牧師でした。古典や東洋の語学を好み、哲学博士の学位も取得し学者としての道に進むことを希望していましたが、家庭の事情からやむなくこの仕事に就くことになりました。そのためか、性格的には暗い雰囲気の漂う、うだつの上がらない人であったという、ネガティブな側面が語られることがほとんどです。ユング派の心理学者アン・クティクによる「ユングは父に対する葛藤と幻滅を体験していた」という記述を待つまでもなく、それは様々な著書に著わされています。

筆者は、この父親の向学心、読書家であったことは、ユングが多くの書籍にあたり学識を積み視野を広げて、治療、研究に邁進していく上で、少なからぬ影響を及ぼしたと推察します。実際、自伝のなかで、「父の書斎を父の許しを請うことなく使用し、英国の古典、ドイツ文学、自然科学など無計画に広く読んだ」とあります。ギムナジウム時代（日本のほぼ中学・高校時代を合わせた年齢にあたる）に、すでに、哲学書を読みあさり、プラトン、カント、ショーペンハウエル、エンペドクレスなどを読破し、また、地質学、古生物学、動物学等にも深い関心を寄せていました。

大学を卒業して精神医学の研究者になったばかりの１９００年には、まだ、世に知られていないフロイトの、オーストリアで発行されて間もない『夢判断』を、スイスの地で読んでいたことは、不思議ですらあると言われています。読書家であったユングの父は、フロイトの翻訳による『暗示とその治療作用』という書物（１８８８）を読んでおり、それをユングは知っていたと言われます。そのような環境がユングに影響したことは十分に考えられます。

父親の人物像についてネガティブな印象を与えられがちですが、ユングへのこのような大切な影響を鑑みれば、このようなポジティブな面にもう少し光を当てられても良いのではないかと思います。

さらに、実生活においても父親はユングを支えています。７歳の頃、喘息発作を起こしたユングの身体を彼はずっと抱え続けました。ちなみに、喘息発作を起こしている子どものそばに寄り添っていることは、親として気持ちの休まるものではありません。また、学校に出向いて先生と面談したり、14歳の学校の休暇旅行の終わりには迎えに来てくれて２人で旅をしました。ユングが大学に入学した時の当面の困難な問題は、どこからお金を手に入れてくるかということで、奨学金の依頼に奔走しました。なんと優しいお父さんなのでしょう。ユングも「多くのことを私の好きに任せてくれて、一度たりとも圧力を加えようとしなかった父」と語っています。

ユングは、キリスト教を巡る議論を父親に何度も持ちかけ、そのたびに落胆していました。持論を展開しない父のあいまいな姿勢は、ユングの求める父親像とは異なっていたのでしょう。そこからユングが父親をネガティブに見る一因になったのかと思われます。しかし、これらを総合してのユングの父親像だと考えます。

母親は明るく人付き合いがよい面があったということですが、ユングが幼少の時、父と性格の合わないことなどから暫く家を出ていきます。残されたユングは一時叔母の家に預けられたり、家政婦が面倒をみていました。「母の長い不在は私を深く悲しませた」と自伝に書かれています。このことは、全身に湿疹が出るくらいこころの痛手でありました。「これは、今で言えば、明らかに心身症の症状であろう」と言われています。

「料理が上手で温かい母」と「自分を見棄てて置き去りにしてゆく（筆者注：と感じさせた）母」という母親の二面性は、彼の心に深く刻み込まれました。

さて、ユングは12歳の時、級友にふいに突き倒されて石で頭を強く打ち、なかば意識を失ったことがありました。その後、意識を失ったように倒れる発作を度々起こして、半年以上（1年という説もありますが）不登校生活を送りました。その体験のなかでこころのありようとはどういうものかを冷静に見て取っていきました。不登校という状態のなかにあっても、〝後々の人生に役立つものの芽生えやヒントがありうる〟ことを物語っていると思われます。

もともと、創造的で根源的なことを考える傾向のあった彼は、学校の一律的な指導にはなじめないところがありました。学校に行こうと決意したのは、ユングの想像を上回る、父親の彼への想いを知ったからでした。ここにも父親の気持ちが読み取れます。

大学への進学については、考古学を希望していましたが、貧しい牧師の子どもであった彼は地元の大学以外には望むべくもなく、考古学のある遠方の大学はあきらめ、迷ったあげく医学部へと進みました。

医学部を選んだのは経済的条件だけでなく、幼少期、学童期などの体験を通じて抱えている心のモヤモヤの解明を、潜在的に希求するところがあったのではないかと推察されます。

(ii) 精神医学への道——自分はいつも、アウトサイダー

ユングは、医学のなかでも、なぜ、どのように考えて、精神医学の道に進んだのでしょうか、その足跡を追うことにしましょう。それは、幻覚や妄想について考える上で大切な背景になると思われるのです。

ユングが精神医学の道を選んだ当時（１８９０年代後半）、この学問はどのように考えられていたかから見てみると、ユングは自伝のなかで次のように語っています。

長くなりますが、引用してみます。

「当時、精神医学は全く侮られていた。人間を全体として見、病的変化をその全体像のなかに包括しうるような心理学もなかった。医者は素人とほとんど同じくらいの知識しか持たず、したがって、素人と気持ちを同じくしていた。精神病は絶望的で宿命的なことがらでありその事が精神医学にも影を投げかけていた。精神医学者は当時変わり者であった」

ユングにとって、精神科の講義は多くの学生が感じると同様につまらないものでした。そのなかで、国家試験のためにと紐解いた精神科の教科書、クラフト・エビングの本との出合いはユングに大きな閃きをもたらします。彼は、その時のことを次のように述べています。

「突如として私の心臓が動悸を打ち始めた。私は立ち上がって深呼吸をしなければならないほど興

奮は激しかった。私は精神医学の魅力に取り返しのつかない程深くひきつけられたのである」

「ここにこそ、私があらゆるところで探し求め、どこにも見出し得なかった生物学的および精神的事実に共通な経験の場があったのである」

ユングは大学時代大変優秀で、卒業後は有名な大学の教授から助手になることを要望されていました。

「友人たちは、目の前にぶら下がっている内科での、またとないチャンスを精神医学のようなつまらないもののために棒に振るとは馬鹿ものだと驚きあきれた。私は誰もついて来ることができず、またそうしようとも思わないような脇道に明らかに入り込んでしまったのが分かった。私の古傷、つまり、アウトサイダーであり他人と疎遠であるという感情が再びうずきはじめた」

ユングはこのような状況での精神科医としての船出だったのです。

(iii) 徒弟時代――こころの病の患者から学ぶ

１９００年、24歳の時、ユングはバーゼル大学医学部を卒業し、チューリッヒ大学付属の精神病院に有名なオイゲン・ブロイラー教授の助手として勤めることになります。そこでの診察や自分の体験も踏まえて、精神の病についての考え方が形成されていきます。それは、現代においてもまさに重要な視点であると考えられます。再び、「自伝」に戻って足跡を追ってみましょう。

「私は精神医学は最も広い意味で、病めるこころと正常と思われる医者のこころとの間の対話であると主張した。それは病める人格と治療者の人格の間に深い関わりを持つようになることであり、両者ともに原則として等しく主観的なものである。私の狙いは妄想や幻覚が精神疾患に特有なものではなく、人間的な意味を持っていることを示すことにあった」

「私の関心と研究心を支配していたのは『いったい何が実際に精神病者の内面では起こっているのか』という強烈な疑問であった。それは、当時私の理解していなかったことであり、私の同僚の内、誰一人としてそうした問題に関わりあっているものはいなかった。精神医学の教師たちは、患者が言わざるを得ない事には関心を払わず、その代わりに、診断の下し方または、症状の記述の仕方や統計の集め方に関心を寄せていた。患者の人格や個性は全く問題にならなかったのである。患者自身の心理は全く問題にされていなかった」

実際、ユングは患者を理解しようとして自室に閉じこもって『精神医学総合雑誌』50巻を全巻読破するなどの努力をし、また、ピエール・ジャネのもとにも勉強に赴き、多くの示唆を得たとあります。

こうしたなかで、ユングはこころの病の患者の治療に真剣に向き合い、この頃の9年間を、〝私の徒弟時代〟と自ら称しています。彼を鍛えてくれたのは患者たちであったのです。ここで劇的な出会いが生まれます。というよりも、この統合失調症の女性との出会いを彼は見過ごさなかったのです。

「50年ほど前に入院してきた75歳くらいの夫人がいて、彼女は絶えず腕と手を動かしていました。この神秘的な動きに『なんでこれがなくならないんだろう』とユングは自問し、彼女の黄色くなった記録を読んでみました。するとそこに、『彼女は靴直しの動作をする癖がある』と書かれていました。まさにそれだったのです。彼女は、ずっと大好きだった靴屋の男性と結婚が実らず、それ以来発病してこの動作を続けてきたのでした。つまり、この一見、無意味にみえる行為の背景には彼女の深い思いがあったのです。彼女はこの病に心理的起源がありうることをユングに気付かせてくれたのでした」

近年、認知症の高齢者に見られる徘徊など、無意味と思われる行動にも、過去の大切な記憶がもとにあるという理解がされてきていますが、その端緒と言えます。

「１人の患者の物語が、精神病なかんずく『意味のない』妄想の心的背景を明らかにしてくれた。この事例から私は従来意味のないものだと思われてきた統合失調症患者の言葉を、初めて理解する事が出来たのである。

彼女が『私はソクラテスの代理だ』と言って泣き叫ぶとすると、それは『私はソクラテスのように不当に告発されている』と言おうとしているのだということを私は発見した。『私はとても高級なバター製のゲルマニアでヘルペチヤだ』などという馬鹿げた物言いは、彼女の自己評価の増大、即ち劣等感情に対する補償を意味している。

他のそういった事例に熱中していくにつれ、従来我々が無意味だとみなしてきたものの多くが、そう思うほどにはおかしくないものであるという事が納得できるようになった。

一度ならず私はそんな患者たちに、その背後にきっと正常と呼ばれるに相違ない人格が残っているということを見てきた」

「精神医学は、例えば、患者が、警官が彼を追っていると確信している時、それがいったい何を意味しているのかを問うてみようと考えもしなかったのであった。空想は例えば、『被害妄想』というような包括的な名前のもとに、ひとまとめにされているにすぎなかった」

「多くの場合私たちのところに来る患者は、話されていない物語を持っており、それを概して誰も知らないでいる。それは、彼らが乗り上げてる暗礁である。治療において問題はつねに全人的なものに関わっており、決して症状だけが問題になるのではない」

換言すれば、患者の症状だけに焦点を当てて治療しようとするのではなく、彼・彼女の話の内容にこそ焦点を当てて傾聴していると、本人も気付いていないような過去の大切な出来事にまつわる記憶・感情・思考などが浮かび上がってきます。それは、目の前の症状だけでなく全人的な関わりを持っており、人格的広がりを持ちうるものであることを視野に入れて治療にあたることが重要であるとユングは言うのです。

さらに、自伝は語ります。

「患者と共に働くことを通じて、幻覚が意味の兆しを含んでいる事を理解した。ある人格、生活史、希望や欲望のパターンが精神病者の背後に横たわっている。もし、我々がそれを理解しないのなら、我々の方が間違っている。この時はじめて、私には人格の全体的な心理学が、精神病者のなかに隠されていることが分かりかけてきた。患者たちは、のろまで無力なように、或いは、全く馬鹿に見えるかもしれないが、患者の心のなかには外見よりももっと多くのものがあり、意味のあるもののももっと多いのである」

また、強く打ち出されているものの一つが、「実際、我々は、精神病者のなかに、むしろ、我々自身の性質の土台に出会うのである」ということです。つまり、〝病気とされる人と正常とされる人との間に断裂があるものではなく、人として根底で揺るぎなく繋がっている〟と明言しているのです。

以上、統合失調症の幻覚・妄想に関するユングの説の一部を見てきました。

近年、幻覚・妄想についてそれを否定するのでなく、患者に寄り添って、その人ならではの物語を聞くことを柱とする治療が勢いを持ってきていますが、このように１世紀以上も前に、すでに、ユングが先見的な見解を表明していたことは、注目に値します。

しかし、残念ながら今日においてもなお、ユングが精神科を志した当初と同じような、無理解な態度の医療現場が少なからずあります。

もちろん、様々な立場から、患者の側に立って治療にあたっている、医師や心理療法士など関係者は多くいます。心ある精神科医や心理カウンセラーは、幻聴・幻視などの幻覚や妄想を持つ患者の「気持ち」に寄り添うことの重要性を説いています。その具体的取り組みは後の３章から６章にわたって紹介し、そこから〝人間とは何だろう？〟について思いを馳せるヒントを得たいと思います。

(iv)「普遍的無意識」の発見——無意識に潜む、創造性

ユングは、統合失調症の患者が幻覚や妄想を語る時、その背景として個人的な経験の世界のみからでは理解できないことであっても、「古来の神話や伝説などを思い起こせば、患者の言っている意味がしっくりくる、患者の心が理解できる」ことがしばしばあるとの考えを深めていきます。それらの神話などは、本人が経験した時空間を超えた未知のもの、つまり、それまでに聞いたこともない内容でありながら、彼・彼女の妄想とされる話に繋がっていると気付いたわけです。

そこでユングは、神話や伝説、宗教書を次々に読み込むことに没頭しました。また、洋の東西を問

わず世界を巡って知った各地に存在する民話などにも、民族、文化の違いを超えて同じようなモチーフがあることを見出していきました。

そして、ユングは、フロイトが無意識は個人に帰するものであると言うのに対して、その奥にさらに、人類に共通する無意識があると考えるに至りました。フロイトもユングも、心を層構造としてとらえ、意識の層の下に無意識の層があるという発想は同じです。しかし、ユングはその無意識の層はさらに、２層に分かれていて、意識に近い層が「個人的無意識」であり、その下に「普遍的無意識（または、集合的無意識とも言う）」が存在すると考えました。

個人的無意識とは、かつては個人の意識内にあった認識、記憶、感情、観念などが、抑圧されたり、無視されたりして無意識となったものなどを言います。この点では、ユングはフロイトとほぼ同じとらえ方です。ユング独特の普遍的無意識の世界は、生得的なもので人類一般に普遍的なものとされます。つまり、遠い祖先の時代（人類と呼ぶ以前も含めて）から繰り返し受け継いできた行動のパターンや認識の傾向が蓄積されています。したがって、この無意識の世界は、先祖からの人類の経験と知恵の詰まった「創造性」の宝庫でもあるのです。

創造性というと、絵画、音楽、演劇等々の芸術活動が連想されますが、それらをも含んだ、「人生の創造性」を意味しています。自分の意識する世界では、くたばってしまっていても、意識していない・無意識の世界で、なおも可能性を十分に持っているわけです。

ユングは、心的エネルギーが意識から無意識の方向に向かい（退行し）、それが低下して失われたかに思えても、それは無意識の世界に貯蓄されると考えました。したがって、仕事に対する興味の減退、創作活動等のスランプなどの退行は、恐れるに足りず、蓄積された心的エネルギーがまた、沸き起こってくる可能性が十分にあるのです。心的エネルギーはこのように、意識の世界と無意識の世界を行ったり来たりする流動性を有しているのです。河合隼雄（１９９５）は、新しい発見・発明や、芸術作品が生み出される時、外見的には全く非建設的に見える行動に身を任せている（退行している）期間を必要とすることがある、とまで言っています。

ここで、やや脱線気味かと思いますが、筆者から一言挟ませてもらいたいと思います。

〝くたばってもいい〟〝くたばることを、怖がらなくてもいい〟

意識の世界で、一杯いっぱい頑張ってきて、心的エネルギーがからっぽになってしまったら、くたばるように心身を休める。そうすると、無意識の世界から心的エネルギーが沸き起こってきます。傍から見ていると、ダラダラとだらしなくてイライラさせられます。それは、その人の外側だけを見ているから。内面で起こっていることは見えないから焦ってしまうのです。自然界では、草や樹々は寒くなってくると、もう頑張って葉っぱをつけていられなくなって枯れたような様相をして佇むようになりますが、それを見て私たちは、別に焦ったりしません。春になれば再び緑に覆われることを知っているからです。長い秋冬を待てるゆとりが、そうさせています。人間も自然界の一員であり、草木と同じ生物です。いつも青々と茂っていることを求めるのが当然なわけはありません。一杯いっぱいになった本人も周りの人も、意識の世界で見える姿だけで判断せずに、心的エネルギーが無意識の世界から湧き上がってくるのを待つゆとりが必要かもしれません。これは、こころの病や不登校、引きこもりなどにも通じると思われます。

ユングは、意識が無意識と出会い、無意識からのメッセージを取り込むことを非常に重視しました。そしてこの作用により、それまで以上により統合された自分自身へと進めることを「個性化」と呼びました。つまり、自己実現への道とも言えるもので、終点のあるものではありません。これは人生の目標でもあり、心理療法の目指すところともなります。

さらに、ユングは普遍的無意識のなかに、時代や文化を越えて人類に共通するイメージを作り出す先在的パターンの存在を考え、治療のなかで個人の経歴だけでは理解のできないこともこれによって納得できる場合があるとして、元型と呼びました。

元型の代表的なものは何かというと、例えば、「太母＝グレートマザー（優しく慈しみ深い面と、その一方で、子供を飲み込むほどの力の両面を合わせ持つ）」、「影＝シャドウ（表面には出ていない、自分では認めたくない性格の裏側）」、「アニマ（男性の無意識のなかにある女性的側面、女性像）」、「アニムス（女性の無意識のなかにある男性的側面、男性像）」などが挙げられます。

グレートマザーは、子供が親からの自立する過程での背景として考えられることがあります。シャドウの典型としては、夢のなかに、自分が嫌いと思っている人が現れてくるが、実はそれは隠れている自分自身であることがあります。アニマ、アニムスはこころの両性具有性を示しています。

注目したいのは、「相補性」の考え方です。それは、ユングが重視した特質であり、「一つの特性にも、相反する特性が存在している」というものです。グレートマザー、シャドウ、アニマ、アニムスもその例です。さらに、次の項で見る「外向性・内向性（外向性の人も内向的な面を持っており、内向性の人も外向的な面を持っている)」も、その一つです。

無意識のさらなる特徴については、次の節で、フロイト理論と比較しながら見ることにしましょう。

5　フロイトとユングの相違点――熱烈な出会いと壮絶な別れ

ここまで、フロイトとユングの理論形成にまつわる生い立ちと、理論の基本的考え方や特徴について、この病との関連を念頭において代表的なところを見てきました。さらに、それらを深めて知るためにも、フロイトとユングの出会いから別離への道を見ることにしましょう。

こころの病の治療と研究に取り組んでいたユングは、当時の精神医学界で関心を持たれていた言語連想実験というものを行っていました。その時、医学者たちからは無視されてゴミ箱行きであった事柄に実は意味があることを見出しました。ちょうどそんな折、フロイトの『夢の解釈』の本に「抑圧のメカニズム」の見解があり、自分の観察が彼の理論と合致することに気付いて、大いに腑に落ちる感を得たのでした。ユングは感激し手紙を出して文通をはじめ、その1年後には、オーストリア、ウイーンのフロイトのもとに飛んでゆきます。１９０７年の早春、フロイト50歳、ユング31歳の時でした。その頃、フロイトはウイーンの医学会からバッシングを受けて孤立していました。そのようななかで後継者を探し求めていましたから、フロイトはもちろん、熱烈歓迎です。２人は熱い出会いをしたのでした。学会や医師会のなかで、四面楚歌とも言える状況にいたフロイトにとって、ユングという当時すでに新進気鋭と評価をされていた学者、しかも、ユダヤ人ではない学者から自説に賛同を得たことは、大きな意味を持つ心強いものでもありました。

一方、ユングにとってフロイトとの接触は、大学人としての経歴を失うことになると複数の大学教授から警告されるほどの状況でありました。そのようななかでユングは自分の内面と向かい合い熟慮して、公然とフロイト派となって戦う決断をしたのでした。

しかし、ユングは統合失調症の患者を治療するなかで、フロイトの「個人的無意識」のレベルのみでは行き詰まってしまいました。そこで、無意識のさらなる深層「普遍的無意識」を考えることによって、「妄想・幻覚」の謎が解けることを発見するに至ったのでした。しかし、「普遍的無意識」にフロイトは反対し、これがユングとフロイトが決別していく一つの大きな要因となったのでした。

「意識と無意識」について2人の見解をいま一度振り返って要約すると、「精神は、意識と無意識の層から成っている」という点では、ユングはフロイトの考え方を引き継いでいます。しかし、フロイトによる精神の構造は、「意識」と「無意識」の2層でなっているのに対して、ユングによる精神構造では、この2層ではあるものの「無意識」に、さらに、「個人的無意識」と「普遍的無意識」の2層があるとするのが、大きな特徴です。フロイトの言う「無意識」はユングでは「個人的無意識」にあたり、「普遍的無意識」はユングのオリジナルであり、フロイトにはない最も重要な見解の一つなのです。

この見解の相違の背景として、主な治療の対象が、ユングは統合失調症、フロイトは神経症（幻覚・妄想は伴わない病）であったことがあげられています。因みに、フロイトも統合失調症に取り組みましたが、「統合失調症のことはよく分からないので、ヒステリーの延長上で考えると言ったと伝えられています（河合隼雄１９９４）。

また、フロイトによれば、無意識は意識によって洞察され、合理的な自我によって支配されるものであるのに対して、ユングによれば、意識と無意識はそのような関係ではなく、意識が無意識と出会うことによって両者は統合されて、より良い自分に向かうという方向性を持つものなのです。

さらに、「自我（ego）」のとらえ方についても大きな相違点があります。フロイトは、自我はパーソナリティの中心で意識の世界にあります。

一方、ユングは、「自我」はあくまでも「意識の領域の中心」であり、意識は無意識から派生した〝島〟にすぎないと考え、パーソナリティの中心は無意識の層のなかにあるとして、それを「自己（the self）」と名付けました。したがって、自我の働きによって私たちが自覚している「自分とはこういう人間だ」というのは、あくまでも、意識の範囲でのことであって本当の自分、意識と無意識が出会って作られる総合的自分はもっと深いところにあるのです。まだ気付いていない自分が無意識の世界に存在しているのです。

日常の意識の世界では、問題解決ができなくて行き詰まり苦しくなっている時、自分の無意識がそれを打ち破るように反応することがありうるだろう（河合隼雄２０１３）、解決の糸口が示されてくるだろうとまで述べています。

こころの病についても、あるいは、様々な悩みについても、フロイトによれば克服されるべきものとなりますが、ユングでは、その一見躓きと見える経験も、より良い自分自身へと導いていくきっかけになりうるものと考えました。こころの病になったからと言って悲観することはないわけです。従来、こころの病が、ともすれば、未熟で低い人格のように見られてきたのを180度転換させるものであったのです。

別れのきっかけとなった有名なエピソードがあります。

フロイトはヨーロッパでは受け入れられませんでしたが、アメリカでは関心を持たれて彼とユングはそれぞれクラーク大学からの講演の招待を受けることになり、1909年フロイトとユングは連立ってアメリカへ向かいました。講演は大成功。7週間に及ぶ旅のなかで毎日一緒にいて、2人はそれぞれの夢を語り分析をし合いました。ユングは普遍的無意識に伴う非常に重要な自分の夢を語りましたが、もうその時にはフロイトの気持ちをおもんぱかって、この無意識の世界の解釈をありのままに語ることはできませんでした。また、フロイトの夢について話し合おうとした際フロイトはそれを遮り、その言動に彼の人柄を知ったユングは大変落胆し激しく決別する要因となりました。

もともと、ユングは、フロイトの精神分析理論のなかの「無意識」に深く共感したのであり、リビドーやエディプスコンプレックスという、フロイトにとって最重要の見解については、当初から批判的であり、生涯受け入れることはありませんでした。フロイトにとってこれらの見解は譲ることのできない要ともいうべきものであり、結局、2人は、二度と会わないほどの劇的な決別に至ったのでした。1912年、ユングが『リビドーの変遷と象徴』という本を出版したことが決定打となりました。

6　決別の辛さのなかで――ユング自ら無意識と格闘

１９１３年、フロイトの並々ならぬ説得にもかかわらず、また、ユングは元々は大変尊敬していたにもかかわらずフロイトと決別し、独自の道を歩み始めることになります。それは、フロイトにとって大変な衝撃であり神経症を発症するほどのものでしたが、ユングにとっても不安の大きい、38歳の船出でもありました。

フロイトに反論しつつも、フロイトだけでなくこころの医者として共に考える研究仲間までも失った孤独感に陥り、患者への接し方にも大きな揺らぎが生じてしまいました。あれほど専門書を読み漁っていた読書家であるユングが科学書を一時、全然読めなくなってしまいました。『ユング自伝』のなかで「方向喪失の状態と呼んでも誇張とは言えないものだった。私は全く宙ぶらりんで、立脚点を見出していないと感じていた。私は暗黒のなかに踏み込んでいた」と述べています。このうち続く精神的な不安定さは、ほぼ7年にも及びました。

これは、アイデンティティの混乱した状態とも言えるのではないでしょうか。

この時期、不可解で強烈な幻像や夢に襲われ続けるようになります。１９１２年頃より彼の無意識は凄まじく動き始めました。このような無意識の深層の活性化は、その内的な圧力を増大させるので、「非常に統合失調症に近いと言っていいほどの状態」となったのです（山中康裕２００１）。

このようななかで、彼は自分自身の無意識の世界と患者が語っていた夢や妄想などの世界に正面から取り組むことにしたのです。ユングは将来を約束されていたチューリッヒ大学の講師を辞職し、すべての公職から身を引いたのでした。

家族との生活はかろうじて保たれていました。この時期に家族との繋がりがあり支えがあったことは、自分が無意識の世界に埋没してしまわないためにとりわけ大切なことであった、とユング自らが感謝を込めて述べています。

つまり、家族や周りの人びとが信頼を寄せ続けて傍にいることが、無意識という深層の世界から現実の生活・現実の社会と繋がっていくために、いかに重要な要素であるかを示唆しています。これについては、第３章のユング派の心理療法の日本のケースにおいても言及しています。

注目されるのは、ユングはこの７年に及ぶ壮絶な生活のなかで心について考えを巡らせ、「人の性格には内向性と外向性がある」という斬新な見解を打ち出し、『心理学的類型論』という著書にして発表したことです（１９２１）。現在、私たちが〝自分は内向的な性格だなあ〟とか、〝あの人は外向的だ〟とか日常普通に使っているあの言葉は、ユングの発想なのです。

外向性とは、心のエネルギー（ここでは、関心や興味）の向かう方向が、自分の外の世界（外界）が主であり、それが内（内界）に向かう傾向が強い場合に内向性と言います。

例えば、外向性の人は、人との関係に関心がありリーダーシップがあったり初対面の人ともスムーズに関わりますが、一方で、自分について内省することは苦手であったりします。内向性の場合は、自分は如何に生きるべきか、人生とは何ぞやと言わば哲学的な思いにふけったり、思慮深い傾向がありますが、一方で、対人関係は苦手であったりします。

この「外向性」と「内向性」の考え方について重要なことは、心的エネルギーの向く方向が、外向きか、内向きかということであって、どちらの方が良い性格だとか劣っている性格だとかいう価値の上下関係はないということです。

また、外向性の人にも内向的な側面があり、内向性の人にも外向的な面が存在することを指摘し、このように人間のなかには、あい補うものがあるという「相補性」を重視したのです。

筆者は2つの大学で学生相談室のカウンセラーをしてきましたが、相談内容に一つの傾向がありました。それは、内向性と外向性に関わるものでした。内向的でコミュニケーションがうまく取れないところから来る悩みを訴えるケースも多かったのですが、逆に、外向的でリーダーシップがあることから様々な相談事を持ち込まれるけれど、自分はいろいろ考えることが苦手でその誤解されていることに悩み、腹痛、下痢を繰り返すと訴えるケースもあったことが思い出されます。いずれにしても、自分について深く考えようとする青年期の悩みであるとも言えましょう。

ユングは強烈な幻像に悩まされるなど無意識の凄まじさのなかにありました。「無意識の内容は私の正気を失わすかもしれなかった」とまで『自伝』のなかで語っています。やがて、無意識から浮かび上がってくるその幻像をイメージに置き換えてみると気持ちが落ち着く経験をするようになりました。

つまり、無意識からの混沌とした強いエネルギーの突き上げを、自我がコントロールできない精神の状態にある時に、それを救ったのがイメージであったと理解されます。その点におけるイメージは統合失調症の幻覚・妄想に類似するのではないでしょうか、そうであるならば、幻覚・妄想はギリギリの状態における個人を守る手だてであると筆者には思われてきます。これは、統合失調症の幻覚・妄想は、自分自身が崩壊しそうな危険な状態に思える時の、自らを守る手段であるという精神医学にみられる見解に通じるものと考えられるのではないでしょうか。

ユングはこの状態のなかで幾つもの絵を描くことによって、心の統合性を回復していきましたが、１９１２年から書き始めた絵は東洋の曼荼羅（マンダラ）と極めて類似したものでした。ユングが東洋のマンダラを知ったのは１９２９年のことです。彼は患者のなかにも同様の絵を見出したところから、西洋の現代人の無意識から生み出された図形が、東洋の古い宗教的な図と極めて類似性の高いことに驚き感激したのでした。洋の東西を問わず、また時間を超えた普遍的な心の存在を実感し、普遍的無意識に考えが及んだ一つの源となりました。

さらに、この苦悩のなかで無意識内には何かが布置されているという感じを持ったユングは、「古代の体験が死んだ時代遅れのものではなく、我々の生きた存在に属していることを教えてくれたのである」として、普遍的無意識のなかに元型のあることを見出したのでした。

ユングは、『自伝』のなかで次のように述べています。「すべての私の仕事、創造的活動は、ほとんど１９１２年に始まった。後年になって成し遂げたことは、それらのなかにすでに含まれていた」。ユング自身も認めるように、精神病とも類比されるべき凄まじい無意識との対決を生きることによって、彼の心理学の基礎ができたのです。

ユングのこの7年について、エレンベルガー（エレンベルジュ）は、「創造の病（creative illness）」の時であったととらえました。

ユングも「創造的な心的過程には、退行が必要なこともある。精神の病もこのなかで考えられる（河合隼雄１９９５）」と述べています。

以上、フロイトとユングの見解を比較しつつ見てきました。ここまで度々引用してきた河合隼雄については――いまさら紹介することもないほどなのですが――スイスのユング研究所において精神分析家の資格を取り日本に初めてユング心理学を紹介し、日本の心理学界において大きな影響を及ぼしてきた押しも押されぬ第一人者です。

河合は、こころの多層性について次のように述べています。この言葉を持ってこの章をひとまず締めたいと思います。

「われわれが日常的に生きている時は、現実は一種の整合性を持ち、われわれを何ら脅かすことのない単層的な様相を示しているのである。しかしながら、そのような表層を突き破り、深層構造が露呈されることがある。……それまで意識されず何らかの時に意識化される可能性を持つ層を無意識と呼ぶならば、意識・無意識を含めた心の多層性と言うことができる。深層心理学は、人間の心の多層性を仮定し、その深層構造をできるだけ明らかにしようとするものである」

第3章　ユングと幻覚・妄想

1　ユングによる見解――幻覚・妄想は人間的意味を持つ

ユングの最晩年の著作が亡くなる3年前の「統合失調症」という医学論文であったように、この病への洞察は生涯にわたりました。

彼の統合失調症への基本的見方、姿勢は、精神科医の道に進んだ若き日から、終生変わらないものでした。大切な主張なので2章4節で見た内容を確認しておきたいと思います。

「私は精神医学は最も広い意味で、病めるこころと正常と思われる医者のこころとの間の対話であると主張した。それは、病める人格と治療者の人格との間に深い関わりを持つようになることであり、両者ともに原則として等しく主観的なものである。

私の狙いは、妄想や幻覚が精神疾患に特異なものではなく、人間的な意味を持っていることを示すことにあった」

さらに治療のなかから見出してきた具体的な見解を、ピックアップして要約してみましょう。

（ア）「いったい何が実際に内面で起こっているのか」という強烈な疑問を持ち、従来、我々が無意味だとみなしてきたものの多くが、必ずしもそうとは言えないことを納得するに至った。患者の背後には、正常と呼ばれるに相違いない人格が残っていることが見えてきたのである。

（イ）一見完全に支離滅裂と思われた患者の言葉は、苦役と差別と剥奪ばかりのこの人の人生を代償する体系的願望志向の表現であったのである。ある人格、生活史、希望や欲望のパターンが精神病者の背後に横たわっており、我々がそれを理解しないのなら、我々の方が間違っているのである。

（ウ）患者は、話されていない物語を持っているが、それを誰も知らないでいる。その状況は、彼らが暗礁に乗り上げているに等しい。つまり、治療は常に全人的なものであり、決して症状だけが問題ではない。

（エ）このような視点のない医師等の場合、空想は例えば、『被害妄想』というような包括的な名のもとに、ひとまとめにして、患者の人格、個性、心理には関心を示さないのである。

（オ）患者の心のなかには外見よりももっと多くのものがあり、意味のあるものももっと多く、実は、精神病者のなかに、人間全般の人格の心理学が隠されていることが分かってきたのである。

（カ）実際、我々は、むしろ、精神病者のなかに我々自身の性質の土台に出会うのである。

「幻覚・妄想と無意識との関係」について、精神科医にしてユング研究所で分析家の資格を取得した武野俊弥は、ユングの見解を次のように記述しています（1998）。

「意識が無意識、とりわけ、集合的無意識（筆者注：普遍的無意識）に呑み込まれた事態としてとらえた。そして意識に侵入した無意識の外在化されたものが、幻覚・妄想であるとユングは理解した。すなわち、幻覚・妄想を無意識内容の体験として、夢と等価と受け止めた」

一般的には関係づけられることのない、幻覚・妄想を「無意識内容の体験」として夢と等価と考えた発想はユングならではのものでしょう。ここに、「幻覚や妄想は精神疾患に特異なことではなく人間的意味を持つ」と言うユングの主張の一端を見ることができます。

では、幻覚・妄想と夢との違いは何でしょうか。筆者は次のように考えます。

幻覚・妄想は、「無意識内容の体験」が、激しい心的エネルギーのもとに意識界に噴出し自我のコントロールを超えたものです。夢の方は、「無意識内容の体験」が、それほどの強い心的エネルギーを持たずに意識界に侵入し、自我が把握しうるものであるのです。幻覚・妄想と夢は「無意識内容の体験」では等価であるものの、心的エネルギーや自我との関係に差があるのではないでしょうか。

精神医学者の中井久夫は、次のように述べています。

「夢と幻覚との間には、複雑だが密接な関係がある（２０１０）」「幻覚・妄想は夢に出てきません。分裂病体験（筆者注：幻覚や妄想）は、夢に、盛り込めないほど大変なのか、夢に入るということは、幻覚が消えるという証拠です。回復期の初期には、悪夢を見ます。最初は不定形のヘドロのような悪夢、それから怪物などが登場する悪夢、そして人物が登場する悪夢に変わって夢が浅くなります（１９９８）」

悪い夢を見ると、病状が悪くなったのかと思いがちですが、回復への良い兆候であることを患者さんや家族に伝え安心に繋げることが大切です。

精神医学からの見解であり、発想の背景が心理学とは違うので軽率なことは言えないものの、悪夢を回復期の初期に見ることについて筆者は以下のように考えてしまいます。

幻覚・妄想の心的エネルギーは激しく爆発した後、勢いを弱めていきます。人間は、自我によって自らをコントロールしようとするものであり、自我の関与する夢は、幻覚・妄想が心的エネルギーを弱めるにつれて相対的にそのエネルギーを発揮していきます。衰えながらもまだエネルギーを持つ幻覚・妄想と、立ち上がってくる夢のエネルギーのせめぎ合いが起こり、回復期はこの状態にあります。そこでは穏やかな夢とはならず悪夢を見ることになります。やがて自我が主体となっていく回復期には夢も人物が登場して穏やかになっていくのです。

夢には、この病や人間について考える、何か大きなヒントが隠れているように思われます。

2　ユング派の心理療法

（ⅰ）心理療法の理念と基本姿勢――〝個性化〟への伴走者

河合隼雄は、ユングの書を引用しつつ次のように述べています。

「心理療法の基本は、治療者と患者の相互的人間関係にあることを、ユングは第一に強調しています。『それは、一種の弁証法的過程であり、この過程において治療者は患者に勝る賢者として、判定したり相談にのるのではなく、まさに、一個の協同者として患者の個性化の過程のなかに、彼と共に深く関与していくものである』。そして、この個性化という過程が何によって導かれてゆくか、という問いに対しては、『われわれは自然を一つのガイドとして従っていかねばならぬ。つまり、患者自身のなかにある潜在的な創造可能性の発展の道に従うべきである』と答えています」

〝潜在的創造可能性〟とは、〝自己治癒力〟とも言えるものです。

「個性化」は、ユングの最も重要な概念の一つです。これは「意識が無意識と出会い無意識からのメッセージを取り込んで統合するなかで、より良い〝自己〟が形成されていくこと」ととらえられます。「個性化の過程」とは、言い換えれば、「自己実現への道」であり、終点のあるものではありません。「個性化」は、人生の目標ともなり、また心的療法の目指すところでもあります。

ここに述べられている心理療法の姿勢は、言うまでもなく、様々なこころの病を含む相談・治療をも背景としています。それはまさに、彼が若き頃精神医学の道に進んだ当時、精神医学の現場に疑問を持ち人格を尊重して治療にあたることを重視して信念として抱いた「患者と治療者のあるべき関係」からずれない、一貫した揺るぎないものと言えるでしょう。

（ii）イメージの重視――無意識の世界との対話

ユングは、無意識に呑み込まれそうな壮絶な体験や様々な治療経験を通して、イメージを非常に重視するようになりました。ユング心理学は「イメージの心理学」と言われるくらいです。では、そもそも、イメージとは何なのでしょうか。河合隼雄（１９９５）は、次のように述べています。

「一般的には、知覚対象のない場合に生じる視覚像と定義されるが、ユング派の心理療法において、イメージを内界の表現と考える立場に立っている。イメージは、われわれの体験の言語化しがたい部分を、生き生きと描き出してくれる。それゆえ、人間の無意識の探求には不可欠の素材なのである」

つまり、イメージを通して、無意識の世界に接近してゆくというのです。

「イメージは、具象性、集約性、直接性、多義性などを有し、心的内容を我々に生き生きと伝えてくれるものである。ユングが、イメージと概念を比較して、前者は生命力を持つが明確さに欠け、後者はその逆になると述べているのは興味深い。われわれは、概念をできるかぎり明確に規定し、それを操作して合理的思考を組み立ててゆくが、その背後に存在するイメージにも注目し、われわれの思考が生命力を失ったものにならないようにしなければならない」

その上で、次の例を挙げています。

「夢の例をとってみると、『履物』を探すが見当たらないという夢は、わりとよく生じるものである。一般的に、『自分の足で歩く』という表現を連想するならば、自分の足で歩いてゆくための手段を自分は見つけ出していない、というように解釈することが可能である。このようにイメージは何かのことを具象的に示すのが特徴であり、その意味を読み取ることを我々は学ばねばならない。

履物が見つからぬので、裸足で歩いていこうとする夢を見た人がいる。この人は、これを『良い手段が見つかぬので無茶なことをしようとする』と考えた。しかし、これは、『常識とは違うかもしれないが、自分の足を直接地につけて行動しようとする』とも言うことができる。

このように、イメージは多義的なものである。そして、その時にそのいずれをとるかは、その時の状況と本人の判断にかかっているものである。

ここで重要なことは、イメージを『解釈』するとするならば、カウンセラーが持論を押し付けても意味をなさず、クライエントからいろいろな連想を聞き、あくまでもクライエントとカウンセラーの共同作業に取り組むことである。そして、カウンセラーは常に全体的なコンテキストのなかで考えてゆかねばならない」

夢について語る人とそれを聴く人が協力して無意識からのメッセージに耳を傾けようとする時、聴く人は自分なりの解釈を先行させず、イメージの持つ意味合いを味わい、共感しつつ聴くことが重要となります。このなかで心の通い合いが醸成されていき信頼関係が深まり、それをもとにクライエント自らの気付きが生まれるというわけです。

そもそも、イメージは、普遍的無意識の世界の心的エネルギーを意識の世界へ運び込んでくる特性があると考えられています。すでに見たようにこの世界は、祖先からの人類の経験と知恵の詰まった創造性の宝庫でもあります。創造性というと、絵画、音楽、演劇等の芸術活動が連想されますが、それらをも含んだ人生の創造性を意味しています。つまり、この夢をめぐる共同作業は、生き方を創り出すメッセージを掴むことにつながっていると言えるでしょう。

河合俊雄（1998）によれば、心理療法の現場で、統合失調症に親和性のあるクライエントに出会うことも多く、彼・彼女は、自分の内的世界があまりにも強いために、それを妄想や幻覚、悪夢、奇妙な話などの形で表出してくることもしばしばあると述べています。また、「その際語られていることは、個人的体験の次元を超えてイメージとして出てきている可能性がありそれを意識して聞くことが重要で、個人の親子の因果関係にとらわれていると、時には、混乱を招くように思われる。例えば、何らかの症状や青少年の問題行動の訴えがあった場合などにおいて、その原因として、(筆者注：フロイトのように) その個人の幼児期の母子関係を前提として重視し、過去にさかのぼりその抑圧されたものを探るようなことはしない。もちろん、クライエントがそれを気にしている時には尊重するけれども、個人を超えた普遍的無意識をもとにしていると考えられる場合がある」としています。

ここにおいて、先に述べたグレートマザーなどの「元型」が想起されるかもしれません。しかし、ユングは、理論が先走ることを厳に戒めていました。ユング派の心理療法家、武野俊弥は「理論はなるべく臨床の場では、避けるべきものであり、あくまで、単なる補助にとどめるべきである」と述べています。

(iii) ケース1――妄想を物語として受け入れる

ユングは、妄想を単に妄想として片付けるのではなくその人の物語として受け止める大切さを語っていました。

ここで、角野善宏による具体的なカウンセリングの例 (1998) を紹介したいと思います。

角野は、妄想・幻聴のある大学生 (21歳、男子。仮にM氏とする) と出会い、妄想・幻覚を〝病的体験〟として見るのではなく、〝彼の物語〟として治療にあたったと述べています。その際のM氏の言動の変化について、プライバシーに配慮しながら面談の回を追って、かい摘んでみることにします。ここでは、話を受けとめるカウンセラーの心情にも注目したいと思います。

第1回面接　M氏：親しくしていた女性とドライブした後、自分の手帳がなくなっていた。その後、急に周りの友達の態度がおかしくなり、口裏を合わせて自分の悪い噂を流している。罠にはめて犯罪者にしようとしている。手帳をなくしてから、ずっと不眠が続いている。

ここでは、まず、不眠、不安を軽くする薬物療法で対応し、今後、彼の〝語り〟を聞く面接法を取ることとした。

2回目から4回目にかけて、「身辺調査をされていたり、盗聴されているように思う。周りは皆、グルになって自分を陥れるためのネットワークを作っているようだ」と妄想が膨らんでいく。

話を聞いていくと、妄想が体系化されないかと不安になってくる面接であった。

5回目：親戚の畑仕事を手伝っていて数日で気分が楽になるが、学校に行くとしんどくぶり返す。悪口を言われて、さらし者の気分です。

カウンセラーの角野は次のように取り組んでいます。

「筆者は、ほとんど聞き手となり、彼の側に立って共感を持続していたが、その共感と同じくらいのエネルギーを費やして現実に立脚するように心がけた。彼の妄想に乗ることは、彼への共感として必要であるが、全面的に乗ることは危険である。もともと、彼自身、自分の被害的な考え（妄想とも言える）に対して、自分でも何処かおかしいと思っているところがある。したがって、彼の話を全面的に信じる面接は、彼をさらに妄想の世界に追いやることになる。だから、治療者は、半分はこちらの世界に留まっていなければならない。しかし、その両方の世界にバランスよく立つことが難しいのである。治療者は、アンビバレントな感覚に引き裂かれるように感じるのである。しかし、これは、平均的な精神療法を行うための妄想に対する基本的な姿勢でもある」

「筆者は、絶えずこのことを念頭においていた。しかし、彼の話は妄想であると同時に、彼の内的世界から出てきた物語でもある。やむにやまれずこの世に創造された物語でもある。そう思うと、妄想に半分付き合うのではなく、その物語をじっくり引き受けるという態度に変化せざるを得なかった。しかし、それは、現在に生き残れる物語ではないということもしっかり頭に畳み込んで聞いていたのである」

９回目：両親は、自分のことを精神異常ではないかというが、違う。直観力が強いだけだ。自分の思っていることが正しいかどうか、友達にためしてみたい。誰かと一緒にいたい。友達が欲しい。

10回目：大学には、たまに行くだけ。親戚の店でアルバイトをしている。今は、表面的には平静を装ってぼけたふりをしている。

カウンセラーにとって面接は、いつも緊張を強いられるような雰囲気で、終了後はひどく疲れるものであった。

13回目：小・中学校の同級生に久しぶりに会い昔話に花が咲いた。その後で、その友達が電話で「あまり、深く考えるなよ」と言ってくれた。もう、居直る。ずっと（筆者注：妄想と）関わってはいられない。このままではいかん。自分のやれることをやっていこう。

少し、ふっ切れたような雰囲気のする面接であった。

14回目：今は、全然、楽です。学校には行かないから。行くとぶり返すから困る。この問題も独りよがりだと自爆してしまうし、今は充分楽になっている。もうしかたないし、変に行動すると向こうの思うつぼ。もうどうでもいいやと思うと、本当にもうどうでもいい。

すっきりした表情であった。

15回目：店でアルバイトをしている。大学へは行ったり行かなかったり。いろいろな思いは無視している。

この回に彼から、どうにもならないことが起こったら、専門家に会うことを約束して治療の終了を提案してきた。こういう時の逃げ場のあることを、このカウンセリングで教えてもらったこと、面接や薬が役に立つことを知ったと語ってくれた。

カウンセラーも納得して一応の終了に同意したのです。

その後、ショックなできごとで体調を崩し、自ら近所の神経科に通院して回復したということもありました。1年間の休学期間の後、大学4年生となり、翌年には就職するとのことでした。

このカウンセリングを通しての以下の記述は、具体的なカウンセラーの心情が伝わってくる示唆に富むものと言えるでしょう。

「このケースで最も困難であり、かつ、最も大切であったのが、彼の話す妄想をこちらがどういう態度で聞き入るかということであった。真剣に聞き入ると妄想の世界に彼とともに入り込んでしまう危険がある。他方、現実に照らし合わせて距離を取り過ぎると心理療法にならない。妄想との微妙な距離が必要とされる。彼のどんどん発展していく妄想に圧倒されつつも、しっかり受け止めながら、一方では、現実にもしっかり根を下ろしていく。彼の話すことはすべて聞き入り、その世界は否定も肯定もしない。絶対的な世界であると思った。

彼が十分に話し終えるとカウンセラーが目の前におり、その存在は彼にとって一つの現実であった。

彼の言うことが単なる妄想というより彼の苦痛に満ちた物語であると思うと悲観的にならずにすんだ。彼は、ひとつの自分の物語を語り終えた後は自然に鎮まっていた。彼には、自分の物語をただ黙って聞いてくれる人が必要であったのである。

しかし、物語をじっくり聞くことは、そう簡単ではない。行動を起こさないか、事件を起こさないかという不安や恐怖がこちらに向かってくる。すぐに薬物療法だと考えてしまう。確かにそのような反応は必要である。しかし、心理療法ということを考えた場合、その物語を聞き通す覚悟が必要となる。覚悟と現実に根ざした治療者の態度があれば、その物語は終焉を迎える。なんとも微妙な仕事である」

では、具体的にはどのような言葉をかければいいのでしょうか。それを、次に見てみましょう。私の感想・所見は、次の事例の後に述べたいと思います。

(ⅳ) ケース２――幻聴の圧力から自立した生活へ

皆藤章のカウンセリング（１９９０）が、示唆に富むと思われます。皆藤は、「幻聴という症状の消失を目的とするのではなく、そうした症状を持ちながらもそれに圧倒されることなく、安定した現実生活を送れる自我の強さを獲得することを目的とした」のでした。

29歳、男性（仮にA氏とする）のケースを取りあげてみます。

彼の治療開始当初の状態は、街路で通行人が自分のことを「アホや」と罵ったり、家族が陰口を言うのが聞こえるなど幻聴が頻繁に起こり「本当に誰かが僕の耳にスピーカーを付けた気がしてならない」と辛そうに話しました。また、幻聴なのか本当なのかが分からなくなった時には、家具をけ飛ばすことがありました。

初期のカウンセリングの場面で、カウンセラーが、「箱庭をしてみますか」と尋ね作った作品は、〝サメの待ち構える海に、無防備に行こうとする彼の姿〟が置かれていました（筆者注：「箱庭療法」のこと。内側が青色の箱のなかに砂が入っており、傍にあるいろいろなミニチュアの遊具を自由に選んで置く療法）。

このカウンセリングでは三つの点が注目されます。

一つ目は、カウンセラーは傾聴するのみではなく、彼の自我を支える姿勢を具体的に言葉で表している点です。

Ａ氏は、「さっさと死ね」という声がすることもしばしばで、高いビルから飛び降りてしまおうとするが、すんでのところで怖くなってやめる。すると「早く死ね」と声が激しく言う。けれども死ねず、〝家に帰ればほっとするだろうな〟という思いがよぎり、帰り着いてほっとするが、〝生きるのか死ぬのかどっちかにしてほしい〟と言う。

それに対してカウンセラーは、「死まで行って戻るのは強さでしょう」と彼を支持する言葉をかけています。

また、以前に、いかがわしいと思われる団体から誘われたが、ギリギリの段階で断ったことを語った時も、その判断力を高く評価したのです。それを彼も受け入れているようでした。

カウンセラーのこれらの対応は、Ａ氏が抜き差しならない場面で、自分で判断して行動の決定をしたことを、自我の現れとしてとらえ、支えたものと考えられます。

さらに、カウンセリングの回を重ねた後半では、「調子が良くなってきている時は、案外、かえって、しんどいものだから、充分に気を付けて」と話してもいます。

注目したい二つ目は、症状を知った上で結婚した「伴侶の存在」と、彼が早退などをしながらも「仕事」を続けていたことが、症状の軽減に大きく影響していることです。

Ａ氏の言葉です。「先生が妻に仕事は僕に大切な現実だと言っていましたが、本当にそう思う。しんどいけどこの仕事がなかったらだめになってしまう」

カウンセラーは、仕事について次のように彼女に言っていたのです。「Ａ氏の仕事は大切な現実だから、よく話を聞いて支えてあげてほしい。この仕事を続けることは必要と思う」と。彼女は、カウンセラーの提案を受け入れてよく支えたのです。もっとも、彼は精神科医療も受診していて、しばしば薬を飲まず、彼女と大喧嘩になったこともあるとのことです。

ここで、ユングがフロイトと決別した直後、無意識の世界に飲み込まれそうな危機的状況に陥って、統合失調症と言えるほどの不安定な精神状況となった時のことが思い起こされます。彼の窮地を救ったものが、家族の存在と、こころについて考える仕事をやめなかったことでした。

つまり、無意識という現実を離れた世界が優位である状況のもとにあっては、仕事や家族との生活という現実に接点を持っていることが重要であろうと考えられます。

カウンセリングの７回目では、「この１週間、幻聴はほとんどありませんでした」と言ったのですが、８回目には幻聴が頻発、自殺願望も強かったとのことでした。

ここで少し寄り道をさせてもらいたいのですが、いわゆる症状というものは、このように、良くなったと喜んでいると、その後、悪くなったりと〝波〟のあるのは、よくあることです。難しいことでもありますが、一喜一憂せずに、長いスパンでとらえる気持ちが求められるでしょう。

それは、様々なカウンセリング場面で出会うことでもあります。例えば、非行に走った少年の行動が改善されてきて、親や教師が喜んでいた矢先、再び悪いことをやってしまったとか。乳幼児の発達に関わる場面でも、トイレでできるようになってほっとしていたのに、また、リビングでおもらしをしてしまうなどなど。周りの人たちは喜んでいただけに、後戻りには余計にがっくりしてしまいます。

このように見てくると、人間というものは、いろいろな場面で行きつ戻りつしながら、あるべき方向、ありたいと願う方向に向いていく素質を持っていると言えるのかもしれません。その間、周りの人たち（家族、教師、カウンセラーなど）は、待つことを求められたり、これで良かったのかと自分の関わり方を反省したり、辛い気持ちにもなりがちです。でも、実は、その間に待つ側はそのことを通して、人間として練られるというか人間的に成長していると言えるのかもしれません。この子（人）のために苦労していると思ったとしても、実はちゃんとそのような見返りをもらっていると考えられるわけです。大変ですけれど。

さて、もとに戻りまして、A氏はこの8回目で初めて夢について話します。興味深い内容ですので、多少長くはなりますが、味わってみたいと思います。

〝家に帰ろう〟と思い、自転車に乗って角を左に曲がって家を探すが見つからない。道を間違えたと思い引き返す。すると、突然道が曲がりくねって、相当な高さで道幅も狭くなる。早く帰らなければと一生懸命自転車をこぐ。向こうからオートバイが来るので、曲がりくねった道から落ちそうになる。すんでのところで落ちずに、恐怖と疲労でフラフラになる。「ああ、めまいがするわ、俺」と叫んでいると、はるか下の方で釣りをしていた男性が「そりゃあ、しんどうて、めまいもするで」と言う。そしたら、自分も釣りをしていて、しばらくすると魚がかかる。かかったと思ったら釣り糸が切れてしまうが、その糸を必死に手繰り寄せてみると、カジキマグロのような大きな魚で、熱帯魚のような美しい縦の筋が入っている。「おお、すごいな」と見とれていると、突然もう一匹現れたように思う。さっきの男性に針を抜いてくれと頼もうとするところで妻に起こされた。

彼はこの夢について「魚を釣ったし、何か良いことがあるんじゃないかな」と言う。カウンセラーは、夢のなかにあらわれた男性像は彼のこころに芽生えた援助者の存在を示唆するものと見ています。

この夢を境に、幻聴はひとまず減り続けますが調子が悪くなることもありつつ、家族の支えのもと乗り切っていきました。22回目の頃、夫人は子どもを出産。彼は祝い酒を数日にわたって飲んだうえ、薬を飲まなかったために調子を一気に崩してしまいました。その後は主治医を受診、調子を回復し、子どもを可愛がっていました。

注目する三つ目の点は、「幻聴」についての自らのとらえ方です。

「幻聴はあるにはあるが、気にしないようにしている。だんだん、現実に目が向いてきた。自分はようやく、ここまで来たんだと思う」と語ることもありました。

しかし、28回目の頃には幻聴が頻発します。そのなかで、彼は気にしないように必死に取り組んで仕事もなんとかこなしてしていました。

39回目を迎えた時のことでした。幻聴のことを、「長年付き合っている友人です」と自ら語り、それを聞いてカウンセラーは感激します。カウンセラーは、この頃、A氏の自我が現実のなかで安定を得るに伴い、言わば、幻聴と折り合いをつけるという正念場であったと見ていました。

42回目、「症状に起伏はあるけれど、関心が外に向いている時は気にならないし、また、気にしないようにしていて普段の生活は無難にこなせている。カウンセリングも受けずに自分でやっていきたい」との気持ちが表明されます。カウンセラーとの話し合いにより、その後は、隔月の来談となりましたが、幻聴についての話はなくなってきているとのことでした。

A氏は、幻聴を受け入れつつ、家族やカウンセラーなどの支えを得て現実の生活を過ごすようになっていきました。つまり、無意識から押し寄せてくる幻聴に対して、それをコントロールし始めるという自我、自律の力が増してきて、生活における自立へと向かっていったのでしょう。

なお、このケースは、絵画による治療の一方法である風景構成法（精神科医の中井久夫の考案）を取り入れつつ行われていますが、その理解には、このケースのカウンセリングの毎回の内容の熟知が必要であると考えられ、本稿では割愛しています。

このカウンセリングについて、はじめに幻聴の消失を目的にするのではなく、症状を持ちながらもそれに圧倒されることなく、安定した現実生活を送れる自我の強さを獲得することが目指されたと書きました。

自我が本来の姿を取り戻していくことは、症状に対してのみでなく日常の様々な言動にも影響していきます。個々人の状況にもよるでしょうが、このケースのようにカウンセラーが幻覚・妄想の否定からではなく治療を行う姿勢が重要と考えられます。

前述のケース１と同様にこのカウンセリングにおいても、ここには書ききれないほどの紆余曲折がありました。それはM氏、A氏とカウンセラーにとって、これからの世界に向かっていく真摯で真剣な時間であったと言えるでしょう。

河合隼雄（１９９０）は、「クライエントの外的現実や自我の強化に焦点を合わせていながらも、内的世界、あるいは、幻聴を生ぜしめる心の領域というべき層に対しても、常に〝尊重する〟態度を失わないことが大切である」、「〝尊重する〟とは、大切だからといって無反省にそれに関わっていくこととは異なる。この微妙なバランスを保つように治療者はこころがけていなければならない」と述べています。

このM氏やA氏のケースは、それを具現化したものととらえられるでしょう。

なお、症状の消失を絶対的な目的としない考え方は、日本の精神医学者や、イギリスやフィンランドからの報告の見解と大筋において通じるところがあると考えられます。その内容とユング派の見解との関連等については、次章以降で述べることとします。

ところで、ケース2やユングの体験において、家族の支えの重要性を述べましたが、家族ばかりが強調されてはなりません。家族もまた、一人ひとりの個人であり、やりたいこと、するべきと思っていることが別にあり得ます。例えば、ケース１においては親戚のかたの畑やお店で作業する機会がありました。このように家族以外の身の周りの人や地域の人びとなどが支える、共存することが希求されます。

また、現実社会とのつながりの重要性から、仕事を続けるようにとのアドバイスができることは理想であり、このような職場の多いことが切に願われます。それには職場の人たちの理解のみならず良好な体制が欠かせず、福祉や地域医療とも相まって進めていくことが欠かせません。

その歩みは少しずつとはいえ着実に進められており、5章、6章において世界と日本の状況について触れたいと思います。

以上、ユング派の心理療法について見てきましたが、このテーマは奥が深く、ここで取り上げる諸見解は、そのごく一部であることを前提としています。

また、カウンセリングは、毎回の連続性のもとに全体の流れのなかで進むものであり、部分を取り上げることは理解しづらい、誤解を招きかねない面もありますが、ここに挙げたケースの姿勢や方法は、臨床場面や家庭などにおいてもヒントがあることを願ってあえて、紹介したものです。間接的ではありますがM氏とA氏にも感謝を申し上げます。

第4章　統合失調症・幻覚・妄想についての諸見解

1　H・S・サリヴァン

この章ではユング以外の示唆に富む見解について触れたいと思います。

まず、H・S・サリヴァン（1892–1949）です。

彼は、新フロイト派（ネオフロイト派）というフロイトの流れをくむ立場と言われ、また、精神科医として〝患者に寄り添った卓越した統合失調症治療者の1人〟と現代でも言われてもいます。その点では心理学の世界よりも、精神医学の世界において注目されていると言えるのかもしれません。

新フロイト派の一般的な特徴を見てみます。フロイトの「無意識」を評価し受け継ぎますが、彼のリビドー理論を批判し、彼とは異なって社会的、文化的観点を入れており、「社会学化されたフロイト主義」とも言われ、比較文化論的見地の導入もみられます。

なぜこのような特徴があるのでしょうか。まず、その研究・治療活動が、1930年から1950年代、アメリカで展開されたという背景が考えられます。つまり、1930年代はナチスの迫害から逃れるために、ヨーロッパを脱出することを余儀なくされ、アメリカに移住したユダヤ人がいました。そのなかに精神分析の研究者たちもいたのでした。

この立場の代表者の1人でもあるエーリッヒ・フロムもドイツ生まれのユダヤ人です。カレン・ホーナイも、フロイトの重視したエディプス状況は歴史的、文化的規定を受けるとして、するどく批判したのですが、彼女もドイツから渡ってきたのでした。

また、精神分析が誕生したヨーロッパに比べて、アメリカは移民の国で様々な文化の違いや社会的問題が生じることがあり、これらを踏まえずに人の心の問題に取り組むことはできないという要素があったと考えられます。

サリヴァンはというと、後から来た移民の子どもとして様々な困難のなかで育ちました。そのことは、少なからず、彼の理論に影響を与えたと考えられます。

今少し、踏み込んでみると、サリヴァンやフロムは、「(広義の) 文化の圧力や、人と人との相互作用が、パーソナリティの形成に大きな影響を与える」との見解に立ち、サリヴァンは「パーソナリティとは対人関係における比較的恒常的な交渉の形である」と定義するほどでした。このように、人と人との関わりを重視する姿勢は一貫しており、後に具体的に見るように統合失調症の治療の場でも貫かれました。

先述したフロムも、サリヴァンを統合失調症治療の先駆者であると評価しています。サリヴァン自身は、「歴史的には、この分野における最初の人、ユング」と述べていて、ユングの共同研究者であるブロイラーと共に2人を評価しています。

ところで、サリヴァン理論の背景にも彼自身の生活史が見られます。アメリカ移民のなかでも格差のあるアイルランド系移民の3世としての生い立ちや、同性愛者であることへの周りの無理解等々、30代にして挫折感の強い人生でありました。それらは、彼の人生観、とりわけ、対人交流の重要性を意味づけるものとなったと言われています。

対人関係を重視した、彼の具体的な病院での治療姿勢をフロムは次のように述べています。

「彼が患者にしたことは、自分自身のパーソナリティを示すことでした。それは、精神の患者にとっては最大限の敬意を払われることを意味します。それまでにない経験であり、自然治癒率は驚くべき変化を示しました。患者が虐待されないということ、辱められないということ、人間として扱われること、これが回復の効果をもたらしたのです。これは精神の病が単なる身体的な、器質的な出来事ではなく、心理的な変化がこのように現れる事で、治癒が生じることが可能であることを示しているのでした」

このような人と人との人格的な関係、「対人関係」が真に重要であるという立場での治療に専念した経験のなかから、サリヴァンは次のような見解を表明しています。

「私は、多くの統合失調症の人を、実にヒューマンであると感じるものである」

「患者の一見、奇妙に思える言動も、よく傍にいることでコミュニケーションを可能にするものであり、ひいては、人格の再編の機会となりうるものである」

「統合失調症は、人間的過程である」

「我々は、何よりもまず、等しく同じ人間である」

「この病の予後の決定因子は、『生活状況であり、その生物学的総和である』」

このように〝生きる環境の重要性〟を説いて、精神科病棟についての考え方に大きな影響を与えました。それは彼自身の実践に根付いたもので、現代治療の扉を開いていったのです。

2　日本の精神医学から

では、日本の精神医学は、どのように対応してきたでしょうか。優れた臨床医であり研究者でもある精神医学者の見解に触れてみましょう。

そこには、臨床心理学や、発達障がいを含む発達心理学の知見と合致するものもあり、科学の領域を超えたその共通点を通して、人間・人間関係の源が見えてくる思いが湧き上がってきます。そこで、随所で若干の心理学的感想を付記させてもらいたいと思います。ただ、厳密に考えれば、差異はもちろんあるところから、ごく大きくとらえればという視点であることを前提としています。

（ⅰ）星野弘――すべての理解の始まるところは

まず、星野弘は次のように述べています（２０１２）。

「患者さんは、われわれが思っている以上に、実は、われわれが知らない世界をたくさん持ってる。患者さんの発言が一見奇妙なことであったとしても、それにはもっともと思われる理由があったり、奇行についても同じなのである。心の底にある彼らのイメージを我々がどう汲み取るかにかかっていることも少なくない。すべての理解はここから始まるのではないか。そういう認識が必要だと思う」

「慢性患者さんたちは、石のように固く不動のものと見られがちだが、その人のそれまでの人生のなかで持ってきた資産を、もうちょっと出してもらう、話してもらう、こちらは、そうしやすくなるように準備すればよいのだ」

「心の底にあるイメージをわれわれがどう汲み取るかにかかっている」という見解が注目されます。

「患者さんに寄り添ってその心底のイメージを大切にすること」とする基本姿勢は、「無意識」の観点からではないのですが、先述のユングに通じるものがあると思われます。

また、次のようにも語っています。

「患者さんは、一旦危機のなかに入ったらすべてが危機であるが、急性期であろうと、慢性期であろうと『実は、大丈夫なんだよ。今は、そう思えないかもしれないけれど』というメッセージをこちらから発せられると、回復がすごくスムーズに始まるといつも感じている」

この言葉がけには救われる思いのする人も多いのではないでしょうか。この言葉をまねしただけでも効果があることを期待したいですが、患者さんへの信頼があってこそのことでしょう。

患者さんが、傍若無人に見えても、実は、繊細で敏感であることは、多くの心ある医師や看護師などの実感するところであり、人としてのこの大切な感覚への信頼も回復への土台となるものでしょう。

（ii）計見一雄――〝病識〟で停止しないで

計見一雄は、この病について以下のように言い切っています（2004）。

「統合失調症、そしてその他の精神病は、ただの病気にすぎない」

多くの臨床経験を積んできた医師であり研究者であるからこその言葉でしょう。

妄想については、〝病識〟という言葉の問題点に触れながら、次のような趣旨のことを述べています。

『『この人は、なんで、こんなことを言っているのかしら』という疑問は、『それは妄想で病識がないからよ。そういう病気なのよ』という言葉で停止してしまう傾向が強い。『なんで、こんなこと言っているのかしら』という方向の思考に進まないで終わってしまう」

つまり、これは病気の症状なんだとしてしまっては、状況を固定してしまうだけで、何ら進展しないわけです。〝なんでだろう〟〝どうして〟と考えて対応することが、治療の一歩を進めることにつながるのです。

妄想とされる内容は、周りの人が説得しても本人に了解されるものではなく、かえって、事態を悪化させるというのは、よく知られています。そこで、計見は「妄想の一部を受け入れながら、他方では覚めているという、つまり二重のスタンスを持って患者さんに接することが考えられる」としています。すると、同僚や先輩の医者に「『病識がない妄想患者を相手に、何やってんだ、お前。妄想をまともに受けてんのか』と言ってぶっ飛ばされる。（筆者注：〝ぶっ飛ばされる〟は比喩的表現）」という状況があるそうです。それでも、姿勢を変えないのは、妄想の強さ、その訂正不能性は、患者にとっての真実に支えられているからだと述べています。

もし、「病識なのよ」という思考で停止してしまうと、その先には進まない。つまり、「相手の妄想のなかに入ってみようかというスタンスが取れなくなってしまう」。

本人にとっての強い真実である妄想は、その時点において拠って立つものとして本人にとって重要であり、その内容、イメージを否定してしまうことはあってはならないという見解は、ユングに共通するところと考えられます。

では、計見の言う「妄想の一部を受け入れながら他方では覚めているという、つまり二重のスタンスを持って患者さんに接する」とは、具体的にどのようなことか、前で見たユング派の心理療法に重なるものがあると考えます。

(iii) 中井久夫――妄想を持つ人の〝苦悩〟にこそ、焦点を

中井久夫の次の見解も、示唆に富んでいると言えます（２０１０）。

「『了解しえないものを訂正しようとする』のは、やはり知的にも不誠実で人間的にも謙虚さを欠くであろう。中立的な態度で、驚きを交え、自分の判断（あるいは感じ）は保留すると明言しつつも、『君がそう考えているという事実』を尊重し、（これを認めなければ、そもそも、人間関係がなりたたない）、そのような秘密を語ってくれたことを感謝するが、一般的に『了解できないことを』伝えられた時の、自然な態度であろうし、それでよいのである。

精神療法の第一義的対象は、妄想の内容それ自体というよりも、『妄想を持つ人間の苦悩』である。そして、そこに焦点を当てた時、その時だけ患者は自分の気持ちが汲まれたという感じを持つと言ってよいと思う。『辛いねえ』と傍でつぶやくことがいい場合もあるということである。『基本的信頼』が常に重大問題であることに対応して、特別の責任が治療者の側にあることをまず、言っておかなければならない。患者に『安心を贈り』続ける必要がある。『基本的信頼』とは対人関係において最後の『安心』を持ち続けていられるということである」

この、「基本的信頼が重要である」という姿勢や、「苦悩に気持ちを寄せる大切さ」は、ユングを含めて心理療法の一つの根幹でもあります。こころの問題に向かい合う時に大切なことは、学問領域を超えて共通するものであると私たちに教えているように思われます。あるいは、「精神医学は対人関係論である」という、心理学との共通点を示すような言葉が想起されてきます。

中井は臨床経験のなかから、絵画による治療として「風景構成法」を編み出しました。この方法においてとりわけ大切なことは、無理強いしないことはもとより、必ず患者と一対一の場で行うということです。

「その時、患者さんは生き生きとした興味を示すことが多い。孤独な環境で一人で描いている絵は壁に向かっての独り言であり、治療の場で描く絵はメッセージであり、語りである」

と中井は述べています。

クライエント（患者さん）が一人で行うのではなく、傍にいることが大切というのは、河合隼雄が日本に持ち帰って広げた「箱庭療法」にも通じることです。箱庭療法とは、白い砂の入った内側が青塗りの一定の大きさの箱のなかに、クライエントの意向を聞いたうえで（例えば、「やってみますか？」）、様々な遊具を好きなように置いてもらうものです。一人で勝手にできそうに見えても、そこはイメージの表出の場でもあり、「その場には必ず、カウンセラーがいることの大切さ」は河合が折に触れて語っています。

心の問題をかかえつつ心のなかのメッセージを表現する時に、傍に気持ちを共有する人がいることこそが大切とする考えが、中井と共通のものとして見て取ることができます。

それは、治療が進むためのテクニックという閾を超えて、人の本質的な面を示しているに他ならないと思われます。言い換えれば、人の本質に触れてこそ治療・カウンセリングは進むと言えるのでしょう。

（iv）横田泉——風雪のなかで保たれているもの

人生の大半を統合失調症の人たちと過ごしてきた横田泉は、次のように述べています（２０１２）。

「一見、不動に見える慢性状態も、実は変化への可能性を潜在させている。彼らが発病から何年経とうと、いくら病態が重かろうと、回復に向かう力は失われないことを経験させられた。（中略）十年一日の如く変化のないようにみえる人でさえ、長い時間を共にしていると、彼らの回復への衝動が伝わってくることがある。この衝動は長年の風雪と病圧に耐え、彼らのなかに保たれている。そして、決して目立つ形ではないが、回復の機会をうかがいながら、治療者に控えめなメッセージを出している。治療者がそれを察知することができ、患者が信頼に足ると感じると、回復過程が再開することがある」

ここでＡ子さんのケースを考えてみたいと思います。

Ａ子さんは、高校の頃から不安定になり、家を出て歩き回ったり急に裸になるなど奇異な言動があるとして横田の病院に30代半ばで入院しました。大声や暴力など様々な振る舞いでコンタクトが取れず、部屋では毛布を頭からすっぽりかぶったままだったりの状況でした。彼女が40代の時に横田は主治医となり、それから毎日部屋を訪れてしばらく横に座っていることを続けていました。すると、その内に毛布からチラッと覗いたり、一人で歌を歌うことがあるようになりました。３ヶ月経ったある日のことです。彼はギターを持って行き、本人がよく歌っている曲を弾いたところ、合わせて歌うようになったのでした。

そんなある時、ピアノのある部屋に看護師と３人で行き、ピアノを弾くことを誘ってみたところ予想外に上手に真剣な表情で10分ほど弾き続けたのでした。聴いていた２人とも感激して思わず拍手し、看護師は「Ａ子さん、こんなこともできたんか」と感激の涙を流したのです！　それ以来、彼女はこの２人とピアノを弾きに毎日行くようになり、やがて、付き合えるスタッフも増えて引きこもりが減り、その後、他の患者とも外出できるようになって、「どこにいるのか分からないくらい」穏やかに暮らす日もでてきたのでした。

Ａ子さんの症状がこのように好転していったきっかけを筆者なりに明確化すると、㋐医師が毎日彼女を訪れて傍にいたこと、㋑そのなかで彼女が歌には関心があることに医師が気付き（察知し）寄り添ったこと、さらに、㋒看護師とともに、彼女のピアノに心から感動したことがＡ子さんの心に響いたこと（患者が信頼に足ると感じた）にあると考えられます。

横田の見解、つまり、どんなに重い状態にみえても控えめにメッセージを出していて、それを治療者が察知することが大切というのを読んで、筆者ははっとしました。重度知的障がいの人と相通じる！　と考えたのです。

１９６０年頃のことでした。当時、精神薄弱児と呼ばれた子どもたちは、状態は固定したもので発達の可能性は全くないと考えられて、施設の日常は食事、排せつなどの面倒を見ることで明け暮れていました。そんなある日、寝たきりで言葉を理解することも発することもできないと見られていた脳性麻痺の子どもの横にいた指導員が、たまたま、この子の発声に耳をそばだててみると、言葉をしゃべっていたのです。「〇〇先生は、辞めていくんやなあ。先生たちは馴れたと思ったら辞めていく」という意味のことでした。こんなにも状況が分かっていて、寂しい感情が込められた言葉で表現していたのです。

それは、滋賀県の重症心身障害者施設「近江学園」においての出来事でした。

今でこそ、寝たきりでどんなに身体が重度とされる状況でも、思考は定型発達（いわゆる正常）で言語表現もできる脳性麻痺などの人がいるのは、通常の理解となりつつありますが、当時としては、大きな驚きであり発見であったのです。

施設職員であった、田中昌人、田中杉江、長嶋瑞穂らによって、その事実が療育記録映画「夜明け前の子どもたち」として作られ、多くの人びとの感動と反省が生まれました。「どんなに重いとされる障がい児も発達する！」「子どもの発達権を守ろう。発達を保障しよう」と、田中らは主張し発達保障論を打ち立てたのでした。

そうした活動ができたのも、当時の近江学園園長・糸賀一雄の、「この子らを世の光に」（「この子らに世の光を」ではなく）という信念と支えがあったからでしょう。この言葉には、「知的障がい児の教育は、教育の原点である」という意味を含んでいます。実際、筆者が障がい児教育の現場に従事していた時も、子どもたちは彼らの発達に合った関わりは受け入れるけれども、大人の焦りや過度の要求には応じてこない。この子には今どんな関わり・教育が必要かを必死に考えさせられるところがあり、まさに、教育の原点を学ぶ思いがしました。

つまり、重いと言われる精神の病においても、発達の障がいにおいても、変化の可能性がないと思い込むのは、周りの者の先入観にすぎないのです。実際、気付くことは難しいとしても、そのような現実があることを謙虚に心しておかねばならないと考えます。

また、「控えめにメッセージを出しているのを察知するのが大切」というのは、筆者が、自閉症スペクトラムや重い知的障がいの子どもの保育実践から学んできたこととの共通点を痛感します。

それは、関わりが困難と思われ、遊びや行動の内容が極めて乏しく、例えば、一人で、来る日も来る日も一日中、紐を振っているだけで変化・発達が見られないと思われている子どもと通じるのです。彼・彼女は他のものには一切関心がないように見えても、じつは、関心のある世界（人・物）をそっと現わしている、言わば、〝外に向かって、そっと小さく心の窓を開く時がある〟のです！

そのことに、傍の人が気付き、寄り添ってその子の世界に入り、その関心事に近いことをそっと示すと、彼・彼女がそれを取り込んでくれることがあるのです。

ここから彼らの新しい行動が生まれ世界が広がり、新たな発達に繫がっていくのが見られるのです。筆者の経験した「どんぐり教室」の例から、少々長くはなりますが述べてみたいと思います（1981）。

さっちゃんは、入園当初、３歳２ヶ月、まん丸いお顔の可愛い女の子です。自発語はなくて〝ぺぺぺぺ〟〝ぱっぱっぱっ〟という、舌を使わない唇びるを使った、破裂音は出ていました。〝さっちゃん〟と呼び掛けても全く関心のない様子。食事やトイレはほとんど全介助でした。関心のあるのは、紐状の物だけで、いつもそれを小刻みに振りながら、無表情で園内を歩き回っていました。

１学期、子どもたちの間で、シャボン玉吹きがはやりました。保育者が〝さっちゃんも吹いてみよう〟と誘っても関心を示しません。でも、ある日のこと、さっちゃんの心の窓がそっと開きました！友達の吹くシャボン玉を目で追うようになったのです。自分の外の世界に関心を持ち始めたのです！そのうちに、お友達がシャボン玉を飛ばすのをやめると、その子の前に立ち、じっと吹いてくれるのを待つようになりました。ただ立っているだけで、手を伸ばしたりの意思表示はなかったのですが保育士はこの時を逃さず、さっちゃんの代弁をします。〝さっちゃんね、シャボン玉が大好きなんだって。吹いてあげてね。〟

さっちゃんは、友達にシャボン玉を吹いてもらって、本当に嬉しそうでした。

２学期になり、小型のトランポリンが好きになり、乗せてもらうと心地よさそうな表情が見られるようになりました。でも、お友達への関心はまだまだ薄く、友達に抱き付かれて窮屈でも、いっこうに表情を変えません。

初秋のある日のこと、さっちゃんは保育士のスカートを強く引っ張ったのです。その保育士は、他の子どもを抱いてトランポリンを跳んでいました。間髪を入れずに、傍にいた別の保育士が〝さっちゃんも、跳ばして欲しいんだよね〟と声をかけました。つまり、彼女の動作での要求表現を言葉に替えて、脇を持って高く高く跳ばせたのです。自分の要求が他者に通じた、跳べたとばかり、さっちゃんの顔は充実した喜びで生き生きしていました。初めて、さっちゃんからハッキリとした動作での要求が出て、それを受けとめた保育士は、その感激を腕に込めて、思いっきり高くジャンプさせました。

その後も、ジャンプの要求ができるようになりましたが、その時は、こちらの顔を見ることもなく、まるで、道具を引き寄せるように保育士の〝手だけを取りにきました〟という感じでした。

言葉ではなく、目を見ることもない、手を引くだけの要求表現であったとしても、〝気持ちを他者に伝えたい〟という具体的な行動は、とても素晴らしいさっちゃんの育ちではないでしょうか。なぜなら、要求の表現は、コミュニケーションの土台であり、言葉に繋がっていく行動でもあるからです。

子どもへの声掛けは、距離のある場所で背中に向かってするのではなく、近寄って腰を落として子どもの目の高さでするのが基本です。そうするなかで、さっちゃんは、保育士の〝目を見ながら〟手を引くことができるようになりました。つまり、要求表現が、当初の〝自分の手（気持ち）〟と、他者の手〟の二つの関係から、〝自分の気持ちと、他者の手と、さらに他者の目に訴える〟という三つの関係付けへ、さらに、その時々に異なる発声も伴うようになり、〝自分の気持ちと、他者の手と、他者の目と、発声〟という関連付けになってきたのです。これは、もう、〝自発語へあと一歩〟の階段をのぼっている姿と言えるでしょう。

さらに、これまでに取り込めていなかったブランコなどの遊具が認識されるようになり、そこにお友達を連れて行くなど、自分の外の世界への興味が広がっていったのでした。

子どもに寄り添い〝そっと開いた心の窓〟を大切にして関わっていったことが、その後の世界を広げたと思われます。こうした対応は、障がい児のみが対象ではないのです。「障がい児教育は、教育の原点である」と言われてきた意味が納得できる思いでした。

このように見てくると、この病や重い発達の障がいのある人が、たとえ変化を期待できないと思われる状態にあったとしても、医師、看護師、カウンセラー、保育者などが、共に心を寄せる言葉がけや働きかけができれば、人は変わりうることを、静かに、しかも、粘り強く物語っているように思われてきます。人間とはどういうものか、どうあればいいのかを、おのずと示唆しているとも言えるのではないでしょうか。これは、精神医学や心理学の領域を超えて、人と向かい合うことを旨とする科学に見られる共通点であると考えます。

ここには「治す―治される」「面倒を見る―面倒を見てもらう」という上下関係ではなく、人としての対等な関係が基本にあります。患者さんの人間としての尊厳は見失ってはならないと強く思います。

第5章

海外からの実践報告・見解

1　英国心理学会・臨床心理学部門

英国心理学会・臨床心理学部門は、『精神病と統合失調症の理解（Understanding Psychosis and Schizophrenia）』（臨床心理学部門監修、アンナ・クイック編）を報告書として出版しました（２０１４）。日本では、国重浩一、バーナード・紫訳『精神病と統合失調症の新しい理解─地域ケアとリカバリーを支える心理学』として出版されています（２０１６）。

この本の特徴は、心理学者、心理療法士、病院や施設でケアに関わる人びとはもとより、患者さん本人からのメッセージ、生の声が多く載せられていることです。また、従来の心理学会の枠組みを超えて、彼・彼女の社会生活に向けて共に考え福祉的な領域にも足を踏み込んでいます。

学会の統合失調症についての統一見解も注目されます。イギリスが様々な問題を抱えつつも福祉国家の伝統を保ってきた奥の深さが感じ取れます。

本稿ではこの本（２０１６年版）のなかから、患者さんの体験・意見、および学会の見解の個所について引用しながらこの病の理解を深めたいと思います。

（i）視点――「私たち」に相対する「彼ら」は存在しない

学会の最も重要なメッセージ、統一見解として次のように述べています。

「〝精神病〟と〝正常〟という区別は存在しない。

この二つの間に境となる線は存在しない。

〝私たち〟に相対する〝彼ら〟は存在しない。

私たちは皆、同じ場所にいる。

時々、声を聞く者は多くいるし、周囲の人びとには分からないような恐怖や信条を持つ者も多い。ストレスが高まれば、このような体験が次第に精神疾患に変わっていく可能性は誰にでもある。

〝精神病〟というのは、それを見る人の意識のなかに作られることがあるのだ」

これは、統合失調症を含む様々な精神の病について述べたものですが、この病についての記述を見ると、「統合失調症と診断された人びと」としており、「統合失調症の患者」とはしていません。また、「症状」ではなく「体験」としており、「幻聴」ではなく「声を聞くこと」、「妄想」ではなく「周りの人とは違う信条を心に抱くこと」としています。

この表現のなかに、大切なメッセージが組み込まれていると言えるでしょう。

患者さんのなかには、声を聞く体験が〝役に立つ〟〝意義深い〟と感じる人びともいます。例えば、次のように語っています。

「私の聞く声は、自分自身が持つには強すぎて安全とは思えないような感情を持つことができる、それなしでは生き延びることができない、私自身の一部なんです。それを精神疾患の症状だとするのは侮辱的なことで、私が人間として生き延びるために中心的役割を果たしているのを無視することになります。感謝こそすれ、取り除きたくはありません。今、この声は素晴らしく友人であり助言者です。決して失いたくありません。自分はもはや、深刻な精神障がいを持つ精神病の患者という以前の役割を演じる者ではなく、独自の方法で人生を体験し生き延びているものだと考えています。この地球にいる、他のすべての人びとと同じように、です」

さらに、42歳で2児の親である女性は次のように述べています。

「その声は、子ども時代に始まって、今でも続いています。子どもの頃、身体的、性的虐待を繰り返し受けましたが、その声が困難を乗り切る助けとなったのです」

自助グループに参加した人は次のように言います。

「私は、声を聞く人びとの自助グループに参加して、他の人びとと会いました。そこで、お互いの体験を分かち合い、どう対処するかについて意見交換をしました。そこでは、普通の病院だったら一斉に隔離されてしまうような、奇想天外な会話が交わされていました。そこで私は、自分の体験を医学的な疾病とは見ないで、私という人間の一部として見てくれる人びとと出会いました。私は自分が一生続く脳の疾病を持った人間だと考えるのはやめて、小児期の虐待を生き抜き、時代遅れの医療モデルに基づいた現行のシステムを変えようとしている活動家だと思うことにしました」

専門家のなかには、次のように語る人もいます。

「声を聞く体験と、とても前向きな関係を作り上げている人がいます。そのような人は、集合的無意識などといった理論的な枠組みを選びとっています。それを通して孤立することなく、他の人びとと関係を保つことができています。これらの人びとは自分たちの体験を共有するための言語を提供してくれる観点を見つけ出しているのです。彼らは容認されているという感覚、すなわち自分たちの権利が認められ、アイデンティティーを構築する事ができ、自分たちと他の人びとのために、体験を建設的に利用できると考えているのです」

ここで言う集合的無意識は、ユングの言うそれとは違うものの、この発言のなかには大切なことが多く含まれていると筆者は考えます。一つは、「孤立して一人の世界に入り込むのではなく、他の人たちと関係を持つことができる」ことであり、さらには、「自分たちは容認され、権利が認められており」、さらには、「体験を役に立てることができるのだ」というポジティブな認識を持てているということです。この「感覚・認識」は、人間として誰にでも大切な「自尊心」に通じるものであると考えられます。

なお、「体験を建設的に利用できる」というのは、〝ピアサポート〟などのことを意味していると思われます。ピアサポートとは、患者さん自身がメンタルヘルスサポーターとして、自分の経験を生かして話を聞いたり相談に乗ったりして支援することを意味しています。

さらに、文化によっても、この体験のとらえ方は変わってきます。マオリの青年は言います。

「僕らのマオリ文化では、こんな体験は新奇なものじゃない。何世代もの人びとが幻覚を見たり感じたり聞いたりしてきた。このようなことは、マオリ人だけに特異なものじゃない」

学会の見解として、「文化やそのサブカルチャー次第で、ある種の体験を、精神疾患の兆候とみなすか、あるいは通常（シャーマンなどの天賦の才）とみなすかなど大きく異なってくるのである」と述べています。

ある女性は、次のように語っています。

「私は、パートナーもいてペットと幸せに暮らしています。時折、声を聞く事があります。文化によってはこのような体験を特別な才能とみなすということを知っているのは、一大悲劇やブレークダウンの前兆だなどと気に病むことのないように私を支えてくれます。もし誰かがそれは狂気だと言ったら、私は悪循環にはまり込んで抜け出せないだろうと思います」

このように見てくると、症状とされる事柄への見方・考え方そのものが、安定した心を生むか、悪化へのはずみとなっていくかの分かれ道になりうることを物語っています。

次に、いわゆる妄想を中心に、その見解を見てみましょう。

妄想（幻覚全般を含めて）について、この体験自体多くの人にあるとして、次のように述べています。

「人びとのこの体験の性質や頻度、強度は様々であり、ある連続体の上に散らばっているように見える。言い換えれば、大多数の人びとは、時として不可解な体験をしたり、他の人から見れば独特で奇妙な信条を持つものであるということなのだ。

ただ、その内の比較的少数の者が、周囲には奇妙で心配になるような、頻繁で深刻な体験をする。

本人や周りの人が、その体験に苦痛や高い不安、恐れを感じた時にメンタルヘルスを訪れるという違いがあるということなのだ。

また、知覚や睡眠が剥奪されたような極端な状況では、それまで、決してそのような体験をしたことのない人びとも、妄想や幻覚を含む様々な混乱を引き起こすことがある。

精神疾患は、しばしば人生で起こる出来事、ことにトラウマ体験や極端なストレスに対する反応として生じることがあるのだ」

例えば、精神の疾患はベトナム戦争や湾岸戦争など様々な戦場から帰還したアメリカ軍兵士等に、しばしばみられることが想起されます。

また、別の面から、次のようにも述べています。

「統合失調傾向の度数の高い人は、創造性の度数も同じく高いのである。卓越した創造力を持つ有名人はまた、精神病的体験をした人が多い。例として、ジャンヌ・ダルク、ヴィンセント・ヴァン・ゴッホ、ガンジー、ウィンストン・チャーチルなどの人びとが挙げられる」

つまり、芸術作品や社会的、政治的行動が後の世にまで共感を呼んだり、人びとの記憶に残る人たちもいることが記されています。

日本にもファンの多いエドヴァルド・ムンクは、「叫び」という絵画で有名ですが、この病を患い始めたころに制作したと言われます。彼は「芸術作品は、人間の内なる魂から生まれる」「呼吸し、感じ、苦悩し、愛する生き生きとした人間を描くのだ」「自分の芸術は自己告白である」と語っています。

日本に視線を移せば、草間彌生はこの病の体験者であることを公表しつつ絵画等の芸術活動に精力的に取り組んで世界的に認められています。夏目漱石も、神経衰弱と言われてきましたが、明治時代にはこころの病を全般的にこのように表現しており、統合失調症であったのではないかと言われています。彼は、明治33年33歳の時から2年間、公費留学生として英文学研究のためイギリスのロンドンで生活をしました。その間に次のように妻への手紙に書いています。

「下宿のおかみさんが陰で自分の悪口を言い、探偵のように後をつけて来る。英国人全体が自分を馬鹿にしている。自分一人をいじめる」

帰国後、彼の家に何度追い出してもやって来る野良猫がおり、彼は〝おいてやる〟ことにします。そのことが思わぬ方向へと彼を導いてゆきます。この猫との関係、猫特有の人間との距離感は、彼の癒しとなり、時には〝猫目線〟になって物事をとらえます。それは、〝自分の見方の捕らわれ〟から自由になることをいざない、精神の安定に繋がっていったとのことです。こうして、『吾輩は猫である』という彼の初の小説が誕生します。その後、『それから』『門』など多くの人びとの心に深く浸みこむ作品を次々に発表していったのです。

猫はなんにも知らないけれど、アニマルセラピーの役割を果たし創作活動のきっかけを作ったというわけです（ＮＨＫ ＢＳプレミアム２０１７）。

このように見てくると、エレンベルガーが、精神の病のなかには、創造的変容を来すことがあるとして、これを「創造の病」と呼んだことも頷けます。

以上、幻覚や妄想と言われる体験の様々なとらえ方、感じ方を見てきました。これらの体験を、苦痛と無力感をもたらすものと感じる人びとが多いなかで、それを有益で人生の向上に役立つとみなす人びとがいます。同じ体験を持ちながら、その人や周りの人びとの見方・考え方、価値観によって、当事者や家族は大変な思いを背負うのか、平穏な気持ちで過ごせるのかの大きな分岐が生じることが見て取れます。

（ii）心理学からの対応——現在と未来をみすえて

心理学的には、どのように対応するのでしょうか。

英国心理学会・臨床心理学部門の最も重要なメッセージに立ち返ってみましょう。

「〝精神病〟と〝正常〟との間に境となる線は存在しない。〝私たち〟に相対する〝彼ら〟は存在しない。〝精神病〟というものは、それを見る人の意識のなかに形作られることがある」

「専門家は自分の役割を、疾患を治療するという見方から、無理からぬ苦悩を経験している人びとに高度な支援を提供するものであるという見方に変更する必要がある」

ということをキーポイントにしています。これは、心理療法士を含むメンタルヘルスサービスに関わるすべての専門家への提言です。

幻聴や妄想とされる体験をなくすことに第一義的な焦点を当てるのではなく、むしろ、それが苦痛であればその軽減に重点をおき、さらには、その人の望む暮らし方をも支援するとして、心理学的支援も、このコンセンサスのもとに行われています。

こころの病の原因について見てみると、主として「様々な抑圧的な環境」によるものとされていますが、次のように踏み込んだ提唱も行っています。

「抑圧に曝された人びと、ことに差別（人種差別、同性愛嫌悪、性的差別、障がいなど）を体験した人びとは精神病の体験を持つ危険性が高いのである。私たちは差別と闘い、もっと寛容で受容性の高い社会を作るべく働きかけるべきだろう」

では、心理的支援についてはどのようにされているのでしょう。

英国国立医療技術評価機構の所見が引用されています。

「統合失調症の診断を受けたすべての人に、話すことを基盤としたセラピーが提供されるべきである。しかし、現在、ほとんどの人はそれを利用する機会がない」

心理学会は以下のような見解に立っています。

「心理療法（話すことを基盤とした治療）は、大多数の人にとって役に立つものである。そこにはセラピストと患者さんとの信頼に基づいた協働的な関係が、おそらくもっとも重要な要因となっている。ただし、全く助けにならないと感じる人もあり、人びとの選択に敬意を払うべきである」

具体的方法の一つとして「フォーミュレーション」があげられます。これは臨床心理士などの専門家とサービス利用者（患者）さんが協働で取り組むものです。その人にとって何が一番苦痛に感じられているか、何が引き金となった可能性があるのか、問題がどのように相互に関連し、生活にどのような影響が出ているのか等について考えて、両者が共通して理解することが基盤となります。さらに、それに留まることなく、何が彼・彼女の強み、長所、望みで、何が助けとなりうるか（支援）にまで考察を進め、ひいてはその人のケアプランを示して、個人が目標に向かうことに繋いでいきます。「フォーミュレーション」を一概に述べることはできないので、一つのケースからセラピストと患者さんの協働の様子に触れてみたいと思います。

臨床心理士であるポールとセラピーを始めるのは、すごく恐かったです。私は椅子に座り、目を合わさないように床から目を上げることができずにいました。私はずっと震えていましたし、ちょっとした音にも飛び上がりました。とても恐かったんです。でもすぐに、ポールは私の精神病の程度には興味がないことが分かりました。そして、私の聞く声について、それをけなしたり、変なものとして扱うことなしにそのことに取り組もうとしていることが分かったんです。最初の面談の時には、大きな声が聞こえていたので集中することができませんでした。ポールにはこれが分かって、実際、声は何を言っているのかと尋ねました。私はちっとも「気が触れている」気がしませんでした。ポールは、私が一人前の人間だと感じさせてくれました。ポールが話しかけてくれて、私を楽にさせてくれたのは良かったです。

ポールとの協働的な関係は、私の考えが、ポールと同じように大切なんだという自信を与えてくれました。私は、何について取り組みたいかを言うことができました。この関係のなかでは、私にも権利があったんです。ポールは、フィードバックや彼自身の反応、そして一緒にどの領域に取り組みたいかを話してくれました。そうする時に、彼は私に主導権を持たせてくれて、私は自分で管理している気がしました。

「声」のことについて話すのが、自然で普通のことになりました。隠さなくってもよくなったんです。私たちは話し合いました。声はどこから来るのか、私にどのような影響を与えるのか、どのようにしてその時の感情を餌食にするのか、そして、願わくば、私は声をどうやって支配できるのか、などです。

私たちは対処方法について話し合いました。役に立ったものもあるし、立たなかったものもありました。長期戦略の一つは、声に対して異議の申し立てをすると言うので、一番難しかったけれど最も成功しました。頭のなかに浮かんでくると、その前の証拠に基づいて声が言っていることを試してみるんです。声は、よく面談中に割り込んできました。私たちは無視するのではなく対処したんです。

今となると、声はいつも、私が自分に対して持っている否定的なイメージを糧にしていたみたいです。声は、私の自己像の副産物だと考えることができますね。

ここには心理療法士の態度として、精神の病の時もそれ以外の相談に対応する時と基本は同じく、相手を尊重するという考えが根底にあることが見て取れます。

以上、イギリス心理学会・臨床心理学部門の実践・見解の一部をかいつまんで見てきました。そこには、患者さんの側に立ってその人を尊重し、心理面のみならず社会生活の面でも支援しようとする姿勢が顕著でした。また、これまでの長きにわたるこころの病への偏見を払拭して、普遍的な正しい考え方を後々まで伝えようとする強い決意が現れていると言えるのではないでしょうか。

「こころの病を持つとされる人とそうでない人の間に境となる線は存在しない、同じ共通の精神の基盤を持つ」という視点は、ユング心理学の見解との共通点を見ることができます。「（患者さんの）内的世界、あるいは幻聴を生ぜしめる心の領域というべき層に対しても、常に〝尊重する〟態度を失わないことが大切である」と言う河合隼雄の指摘とも共通するように思います。

イギリスからの報告は、声を聞く体験をおおらかに受けとることの大切さも物語っていますが、日本ではどうでしょうか。おおらかな見方のある沖縄の歴史的伝統的な状況に少し触れておきます。

沖縄では、現在も、近代医療と伝統的治療が根強く人びとのなかに並存している（塩月亮子２０１２）ことが、前提となるでしょう。

沖縄では、伝統的に「ノロ」や「ユタ」と呼ばれる二つの系統の職能者（巫者・シャーマン）が存在します。ごく大まかに言えば、前者は、公的で祭祀を司り、後者は、民衆の私的な困り事などの要請に応えるものです。ノロの存在感は現在では薄れていますが、ユタへの人びとの信頼には強いものがあります。ユタは超自然への感受性があり、それを含めた世界観で物事を説明できる可能性のある人であり、困りごと、悩み事があれば、ユタにみてもらおうと、よく言われることで、医者にかかりながら、ユタのもとにも通うことも珍しくありません。若者や、知識人とされる人たちにおいても、例えば、精神科医やカウンセラーもユタを訪ねることが少なくないのです（片山恵利２０１４）。

こうした風土のもと、精神科医でもあり作家でもある玉木一兵によれば、沖縄では、こころを病むこと（病む人）を「カミダーリ（神垂り）（巫病）」と呼び、共同体のなかに受容する心性があると言います。カミダーリとは、個人に幻覚や妄想状態などが見られた場合、それは、先祖や神などの超自然的な存在と何らかの関係があるとみなされることです。

ユタはその呪術的性格などから明治政府において「ユタ禁止令」が出され、大正年間には「ユタ狩り」に遭っています。それは、第２次世界大戦中まで続いたのです。そうした弾圧を受け続けつつも、沖縄民衆のなかに生き続けてきました（高江洲１９９３）。

科学的合理主義が、人びとの生活・信条のなかに深く染み込んでいる現在においても、沖縄に限らずその一面性に疑問を持つ人びとがいます。また、非合理的とされる考え方によって救われる人びともいます。

デカルト以降の科学的合理主義の興盛によって、非合理的とされる思考や社会的認識は後退し肩をすぼめていきました。科学的合理主義などの流れのもと、理性によっては説明のつかない見解・言動等は、否定もしくは軽んじられました。

にもかかわらず、非合理的とされる思考への関心は現代に至ってもうせることなく、脈々と受け継がれてきています。それらは、うずうずとしてその存在を内面から訴え、人によってはそれを放置できないのだと考えることもできます。

科学的合理主義を否定しているのではなく、人間の頭脳が考え出した科学的合理主義が拾い切れていない、光を当てることのできていない部分とのバランスを求めて心が動くのかもしれません。筆者はここにユングの重要視する「相補性」の現れが見て取れるのではないかと考えています。

２　フィンランド発の取り組み

（ⅰ）オープンダイアローグ（開かれた対話）——対等な立場

こころの病への治療法として近年、日本でも注目されているものに「オープンダイアローグ（Open Dialogue：ＯＤ）」があります。あまり聞きなれない言葉ですが、「開かれた対話」という意味です。

まず、その発祥から、見てみましょう。

１９８０年代から、フィンランドの西ラップランド地方トルニオ市にある公立ケロプダス病院を中心に開発され、実践されてきました。まだ、40年ほどの比較的新しい方法です。

この特徴は、「薬よりも対話という方法が、精神の病を治すうえで有効」とし、それを実証したことにあります。例えば、重い統合失調症とされていた人も回復すること、また、再発率も薬物療法よりもはるかに低いという裏付けが取れているということです。薬物療法しか方法がないとされてきた統合失調症に対して、適切な治療環境が設定されれば、薬を処方しなくても対話によって治るケースが多いこと、対話は有効な方法であるというのです。薬物療法を全く否定しているわけではありませんが、この発想と実績が注目されないわけがありません。

もちろん、ただ、対話すればよいというのではなく、〝適切な環境・場面作り〟抜きには成り立ちません。どのようなものでしょうか。

まず、病院スタッフは、患者さんやその家族から相談依頼の電話などがあると、24時間以内に治療チームを作って本人の自宅を訪れるなどして、すぐに、初回のミーティングを始めます。依頼された相談はすべて、最重度の統合失調症とされるとしても受け入れる姿勢です。もともと、この病院地域では24時間体制で様々な精神的な相談を受け付けているという土壌があってのことです。また、このミーティングは、危機が解消するまで毎日でも行われるとのことです。

チーム構成は、看護師、医師、カウンセラー（全員が2～3年間の研修済み）、そして患者さん本人、家族、そのほか本人と関わりの深い人などであり、皆で円形に座ります。ここで、本人が必ず参加するのが基本であることも、注目されるでしょう。

非常に重要なことは、スタッフは、医師や看護師などという職種によるヒエラルキー抜きに、対等な立場でその場にいることです。したがって、「先生」という言葉は、禁句となります（日本の従来の治療体制においては、多くの場合、戸惑いを隠せない発想の転換を要求されることになりそうです）。

このフラットな関係のなかで、対話が展開されることになりますが、どのような発言も否定されることはなく、傾聴され尊重されるという雰囲気があり、患者さんに安心感が育まれることが大切にされます。本人が同じ輪のなかに入り、その話がその場のメンバーに、否定されたり拒否されることなく聞かれます。もちろん、それがいわゆる、幻覚・妄想であってもです。それどころか、メンバーは、それに共感し共有しようという態度で熱心にそれを聞き、理解しようとして質問してくることもあります。つまり、ミーティングが妄想・幻覚の共有に向かうものになっているのです。

そのような体験のなかで、例えば、幻聴について、どうしてそのような声が聞こえてくるのかを本人が話しているうちに、その状態（症状）について本人が違和感を持つようになり、対話のあと幻聴が減っていったとの報告もあります。

ここでは、従来の「患者に幻覚・妄想を話させるのは、症状を固定するからよくない」という治療とは、真逆になると言ってよいでしょう。患者さんは、一人で抱えていた、認められない苦しい「妄想・幻覚」とされるものを、理解しようとする人に向かって臆することなく話すことができるのです。もはや、症状ではなく、彼・彼女の物語として尊重され、自分が認められているという自尊心につながるものであると考えられます。

投薬や入院をするか否かといった治療に関するあらゆる方針も、患者さんを含むこの輪の全員のなかで語られます。医師などの専門的な見方なども出されますが、大切なことは、医師の指示のもとで方針が決まるというのではなく、本人を中心に物事を進めるように配慮されるということです。入院治療についても、対話のなかで本人が納得しない限り行わないとのことです。

そこには、障害者権利条約にうたわれている、〝私たち抜きに私たちのことを決めないで〟〝Nothing About Us Without Us〟という考えが基本として据わっています。

家族としては患者さんとの摩擦、混乱のなかで、強制的にでも入院させてほしい思いが強い場合があります。その時は、家族の気持ちが孤立してしまわないように、ミーティングが毎日のようにほぼ10日間あまりにわたって行われます。日本において率先してこの治療に取り組んでいる精神科医の斎藤環は、次のように述べています（２０１５）。

「ミーティングの終わりに〝この続きはまた明日〟と確約してもらうことの安心感、安全保障感は、それ自体が治療的な意味を持ちます。この安全保障感が不確実な状況を耐えていくための支えとなります」

ミーティングには、どのくらい時間を要するのかが気になるところですが、1回につき、ほぼ1時間半くらいあれば十分とのことです。また、その場所はというと、私たちは病院や関連する福祉センターなどを思い浮かべると思われますが、本人の自宅や、なんと、ホテルの一室でもいいとのことです（凄い発想！）。

まるで桃源郷のように思えてくるフィンランドのオープンダイアローグですが、実施されているのは限られた地域であることを付け加えておきます。

筆者のカウンセリングの経験から少し付け加えたいことがあります。

一つは、善意の雰囲気のもとに、つい話したくないことまで話し過ぎたと本人が感じる場合があるかもしれず、その点も配慮が必要でしょう。そのような場合、次の回に何らかの理由をつけて出席したがらないことが起こり得ます。精神科医中井久夫の言う〝立ち入りすぎず、心の産毛を大切にする〟ことに繋がるのかもしれません。

二つには、欧米人と異なりシャイな傾向のある日本人には、グループミーティングのような形態が合いにくい場合も考えられます。また〝馬が合わないメンバーがいる〟などと言ったことも起こるかもしれません。要は、個人の状況、気持ちに合わせた治療の選択が前提となるでしょう。

この方法においては、参加者全員がフラットな立場で、お互いに本人をはじめ他者の発言に耳を傾け、批判しあうのではなく尊重しあう姿勢が一つの大切な基盤ですが、これは、先述のサリヴァンが実践していたことを彷彿させます。詳しくは6章で述べますが、サリヴァンもまた、病院内で階層や権威を排除した治療共同体のようなものをつくり、この病について先進的な見解と実践を打ち出していたのでした。フィンランドのこの実践と重ね合わせて、治療体制の大切さを考えさせられます。

重要なことは、「幻覚・妄想についての従来の長きにわたる全面的にネガティブな見方からの脱出」であり、また、「地域で生活すること」です。トルニオ市では、この精神医療システムにより、３００床あった病床が毎年減って、２０１８年には19床になりました。

では、日本ではどうでしょうか。

生活者として、幻覚・妄想をおおらかに理解しあおうとする実践が、１９８４年に北海道浦河町に設立された、〝べてるの家〟に見られます。ここでも、幻覚・妄想はことさら、なくすべきものとはみなされず、仲間のなかで、気楽に安心して話すことができています。薬については、薬は大切だが頼りすぎないで改善することが目指されていて、海外からの関心も寄せられています。

日本でもオープンダイアローグの取り組みがなされていますが、フィンランドとは医療的・福祉的土壌が相当異なる状況でのチャレンジと言えるでしょう。フィンランドからの報告では、統合失調症の初期介入の場合に有効となっていますが、斎藤は、慢性期にも可能であるという見解を出しています（２０１７）。

このように見てくると、幻覚・妄想について、それを否定的にとらえず患者さんに沿ってみようとする考え方・姿勢が、困難を伴いつつも近年の一つの流れとなろうとしています。また、そのアプローチの方法として「対話（による治療）」への関心も、関係者の間で高まってきていると言えます。

ここで、思い起こしたいのは、幻覚・妄想とされるものを患者さんならではのかけがえのない物語として彼・彼女に寄り添って理解しようとする姿勢が、すでに、ユングの若き日からの見解として発表されていることです。患者さんの言うことは、彼・彼女にとっては本当であるという前提で接するからこそ、その世界の理解に近づくことが可能となり得るのであり、幻覚や妄想には意味があると考えることが治療に繋がっていくのだとの見解です。時は、20世紀の初頭、ユングはこの治療法のまさに、先駆者であったと言えるでしょう。

フィンランドの医療やユング心理学のみでなく、これまで見てきたような日本の精神科医やイギリスの心理学会には、おおもとでは共通するところがあります。それは、患者さんとの相互的人間関係を大切なものとして、専門的知識を持ちつつ寄り添いながら関わる姿勢が根底にあるということです。ただ、残念なことにユング心理学は、こころの深層に焦点を当てて探求する立ち位置であり、サリヴァンやイギリス心理学会のような患者の立場に立った社会制度の改善に言及する視点は弱いと言わざるを得ません。フィンランドを見ると、例えば、電話を受ければ24時間以内にチームを作って患者さんの家に駆け付けるなど、公による体制が構築できるこの国の充実した社会保障制度が基礎にあります。日本でも次の章でも見るように僅かずつ関係者の努力により取り組まれてはいますが、さらなる公的な方向へ近づくことを目指したいものです。

第６章　生活者としてのまなざし ―環境と疾病―

これまで、現代社会ではまだまだ理解が得にくいと思われる統合失調症の幻覚・妄想について、様々な視点から見てきました。

ここで、生活環境が病気にもたらす影響について、とりわけ、日本の精神病院について考え、さらに、この病とされる人が普通の生活をしてＱＯＬ（生活の質）を高めていくためには何が必要なのか、その取り組みのヒントに触れたいと思います。

１　環境要因のもたらすもの――入院病棟

時はさかのぼりますが、フロイトと同時期にフランスのシャルコーの下で研究をして『心理学的医学』を著したピエール・ジャネは、この頃すでに、精神疾患も偏見をなくして他の病と同じように一般病院で診療されるようにならねばならないと述べています。

また、Ｈ・Ｓ・サリヴァンは、この病の予後の決定因子について、「それは生活状況」であるとして、「生きる環境の重要性」を説き、精神科病棟についての考え方に大きな影響を与えました。治療共同体を形成し実践した先駆者として評価されている彼は、入院病棟について、「収容施設介護という今日まで続く時代錯誤は、患者自身の能力の低下をきたし、やがて、彼らは〝完全に自分のなかにこもり、誰の注目も受けなくなる状態に追い込まれてしまい、結果、この病の定義の裏付けのようになってしまう」と指摘しています。

つまり、環境が病の症状を作る、ないしは悪化させるにもかかわらず、旧来の定義、病状の見方に疑問を持たずに漫然といるならば、従来の見方が固定、沈滞し続け、この病は治らないと放置される人びとが存在することになります。病が寛解するとか病状が軽減するとかは、ひとえに、その取り組みによるところが大であって、投げ出してしまっては治りようもありません。精神病棟に隔離されるだけの対応、あるいは長時間の身体拘束を受けるなど人間としての尊厳が絶たれたならば、状態が悪化したとしても、それは、むしろ必然です。

サリヴァンについて、武野俊弥は端的に次のように述べています。「病者に対する敬意と共感こそが、サリヴァンの治療者としての attitude（態度）の根幹なのです」サリヴァンの叡智溢れる様々な見解はこうした姿勢のもと、実際の取り組みを通して述べられているのです。

彼はシェパード・アンド・イノック・プラット病院に就職し、彼の提唱で作られたサリヴァン病棟では、医師や職員の階層や権威を排除した治療共同体のようなものを作りました。また、伝統的なイデオロギーにしたがって患者さんを診ることをやめさせ、職員との間の多数の重要な類似点を強調しました。すると、職員の態度が変わっていき、ずっと有益な社会的な場が生まれ、患者と職員の間には本物の友情と区別がつかないものが噴き出てきました。やがて、アパシー（無気力状態）と言われる兆候はすべて、控えめに言っても色褪せたのです。言い換えれば、患者向きにきめ細かく調整された人間的環境においては、彼らは自分を伸ばし、殆どあらゆることができたのでした（すぐに世間に戻れるようにはならなかったものの）。

このサリヴァンの実践は、この病の患者さんが本当に良くなるとして、アメリカ国内にその名が広まるほどでした。

なお、サリヴァンの原著は１９６２年に書かれたものであり、アメリカの精神病院の現状は、次節のデータにもみられるように、大きく改善されてきています。

2　日本の現状と背景

(ⅰ) 世界も驚く実態

さて、日本ではどうでしょうか。残念ながらサリヴァンが約50年前に指摘した事態で、それは国際的な統計でも示されています。

まず、日本の精神病床ですが、諸外国に比べて圧倒的に多く、国連やＷＨＯ（世界保健機構）から人権侵害に当たるとして早急な改善が求められて久しく、２００４年度に若干の改善はされたものの、いまだに世界一の精神科病院大国と言われています。

ＯＥＣＤ（経済協力開発機構）の２０２０年発表の統計で見てみますと、日本の千人当たりの精神病床数は２・62で世界1位であり、２位ベルギー１・36、３位韓国１・31、４位ドイツ１・28、イギリスは６位０・38、アメリカは7位０・21、８位のイタリアに至っては０・09と非常に大きな差があります。

また、日本の精神科病院の在院患者数を、精神保健福祉資料（２０１７年度）で見ると、28万４１７２人、その内、在院期間1年以上は17万４４４２人（約61・４％）、同10年以上は、なんと、５万５３７４人（約19・５％）にのぼります。

平均在院日数でも、先進国で平均28日のところ、日本は２７０日となっていて、約10倍もの差が見られます。

ところで、２０１１年3月11日の東日本大震災直後、福島県の病院からいったん他県の病院に避難し、再び故郷の福島に戻ることを希望した患者さんがいました。その人たちを受け入れた福島県立矢吹病院からは、希望者40名の内、なんと、38人は入院の必要がなかったと報告されています。退院を希望しながらも受け入れられなかった人たちが実に多かったのです。退院した方々のその後の様子を見ると、失われた時間の大きさ、重さがしみじみと身に浸みてきます。

精神病棟は、時には必要とするケースもあるでしょうが、患者さんの入院で事足れりとするのではなく、その後の個々人の立場に立った医療や看護、家族の対応が重要であることをあらためて思います。

もっとも、日本も全く淀んでいるのではなく、次に見るように、徐々に自宅やグループホームなど、地域で過ごす方向が進められていることを付記しておきます。

（ii）マスコミの報道と私たち――歴史から学ぶ

ところで、なぜ日本は長きにわたってこのような状態になってきたのでしょうか。

一つには、高度経済成長期の政府の政策によります。

話は、１９４５年の敗戦の後多くの人びとの並々ならぬ努力によっていわゆる高度成長へと向かう時期、神武以来の好景気と騒がれた１９６０年頃にさかのぼります。日本政府は、経済成長を偏重するあまり障がい者は非生産的と断言し、また、その介護に家族があたったのでは生産人口が減るとして、人里離れた地域に精神病院を作り長期に隔離する政策をとりました。

政治家として憲法にある〝国民の権利を守り健康な生活を保障する〟という基本的観点がまるでないことをさらけ出しているのですが、それがまかり通っていました。

当時、政府のこの政策はマスコミ報道と絡めて展開されました。マスコミ界自体がこの病について正しく理解していなかったために、一般人の偏見の形成という点で影響力の大きな源の一つとなっていました。

例えば、めったに起こらないことにもかかわらず目を引く事例があると、それを大きくネガティブに報じてきたことが挙げられます。具体的には、１９６４年、アメリカの駐日大使ライシャワーが、アメリカ大使館のロビーで19歳の日本の青年にナイフで太ももを刺された事件がセンセーショナルに報道されました。青年はこころの病の治療を受けていたため、こころの病は恐いという印象を与えました。人びとの判断や感情をその政策を是として推し進めていく背景となりました。

その後も、長きにわたって、妄想と事件を関係付けて報道してきた事実は見逃がせません。実際には、事件に至るケースは極めて一部であり、それ以外の一般的な犯罪よりも有意にはっきりと少ないことは専門家の間では周知のことなのです。しかし、その事実がしっかりと行きわたっていないところへ安易な報道がされてしまい、誤って認識されてしまう一つの要因となってきたことは否めません。このことが、偏見がなくならない要因になったり、ひいては、そのために家族がこの病を隠すことにも繋がってきました。

近年では、このような過去の歴史の反省から、ニュースの報道等において不適切な言葉や表現をしないように配慮したり、さらに、本稿でも引用したような誠意のある番組が組まれてきています。もともと、報道は、時の政治、経済、文化などの政策に背後で密接に関係している面があり、それゆえに、なおさら個々の報道は、その背景やひいては視聴者への影響を常に意識して客観性を重視して発信することが希求されています。

また、私たち自身も、様々に見聞きする情報に対して、鵜呑みにしない冷静さが求められることは言うまでもありません。「1億国民、総中流」とまで表現され、多くの人びとが好景気に浮かれていたその時代に、この病のために人間らしく生きることを奪われ、その上、偏見に満ちた報道で、いっそう辛い目にあった人びとと家族の深い悲しみ、無念、諦めを、そのまま葬ってはならないと思います。家族を交通被害や過労死などによってその尊い命を奪われた方々が、痛恨の極みのなかで、せめて再びこのようなことが起こらないように、奪われた命が無駄にならないようにと願われるように、この病のために不当な環境のなかで亡くなっていった方々、（今もその無念のなかにいる方々）の思いを無駄にしてはいけないと思います。「1億人」の１人であった筆者自身の自戒を込めて「今、あなたの無念さに学び、微力ながらより良い世の中にしようとしています」と話しかけたい思いがします。

（iii）地域で暮らす――包括型地域生活支援プログラム（ＡＣＴ）

ここで、病院を出て地域で生活をしていくために、欠かせないことを考えてみたいと思います。何より普通に一市民として生活をしていくための、地域でのケア、訪問体制作りが重要です。医師、ケースワーカー、保健師などの多職種によって構成されたチームによって総合的にケアを行うもので、「ＡＣＴ（アクト＝Assertive Community Treatment）、包括型地域生活支援プログラム」と呼ばれるものがあります。この特徴は、３６５日24時間の対応、しかも長期間継続サービスであることです。

この取り組みは、１９６０年代にアメリカで始まって以来、精神科病院のない国作りに取り組んできたイタリアやイギリス、カナダ、オーストラリア、フィンランドなど広く普及しています。

実は日本においても、先進的に実践している病院があります（渡邊博幸２０１３）。２００２年に初めてのＡＣＴチームが、厚労省の研究事業として千葉県市川市の国府台病院に作られました。２００７年には富山市民病院が「富山市民ＡＣＴ」を立ち上げました。その結果、長期間に入院していた患者の退院や在院日数の減少などの変化がもたらされたのです。２００９年にプロジェクトを立ち上げてＡＣＴを含む統合的支援に取り組んできた千葉県の旭中央病院では、「良質な居住を確保すること」も大切なテーマとしてきました。プロジェクト実施前には平均在院日数が３００日を超えていたのが、

２０１２年には60日を切るまでになっています。

京都では、精神科医・高木俊介が、２００４年から主に統合失調症を中心に精神科在宅医療に取り組み、ＡＣＴ－Ｋ（Ｋは京都の意味）を主宰しています。医師、看護師、介護福祉士、作業療法士などによるケア体制で、３６５日、24時間対応するというものです。ただし、本拠地とする診療所から患者の家へ、車や自転車で行ける範囲でしかカバーできないという状態とのことです。

今後、各都道府県、各地域で様々な課題をクリアしつつ、ＡＣＴ体制が普及し前進することが望まれてなりません。

まとめにかえて

世界保健機構（WHO）は、2001年の総会において世界の精神保健の問題について取り上げ、約4億5千万人が「こころの病（うつ病、統合失調症、様々な神経症など）」に悩んでいると述べています。

症状は、目立つけれども、それはその人のすべてではありません。しかし、周りは症状にばかり気を取られて人としての全体像をしばしば、忘れてしまいがちです。

2006年12月に国連総会で採択され、2008年に発効した「障害者の権利に関する条約（Convention on the Rights of Persons with Disabilities；CRPD）」があります。この表記には重要な意味があります。つまり、「the Rights of Persons with Disabilities」と書かれていて「the Rights of Disabilities」とはされていないことです。このフレーズが次のことを語っています。まず、「一人の人である」ことが強調されるべきであり、「その人には障がいはある」が、等しく人としての権利が重んじられる、ということです。この条約は、「障がい者の人権及び、基本的自由の享受を確保し、障がい者固有の尊厳の尊重を促進することを目的としている」としています。これは、もちろんこころの病についても言えることです。

1916年7月、世間を震撼させる事件が起こりました。神奈川県相模原市にある障がい者施設「津久井やまゆり園」において、利用者19人が殺害され尊い命が奪われ、職員の方を含む26人が重軽傷を負い、実に45名の被害者が出たのでした。しかし、実際には、被害に遭われた方々の数はその何倍にも及ぶと言えます。つまり、そのご家族や、次々に殺傷が行われ自分にも迫ってくるという想像を絶する現場にいて、とてつもなく恐ろしい思いをされた方々も含まれてしかるべきです。

加害者（犯人）は、重度障がい者はコミュニケーション能力がなく、障がい者は不幸を作るとの歪んだ勝手な思いから犯行に及んだとのことです。

さらに落胆したことは、被害者の名前が「美帆さん」「一矢さん」以外は、「甲Bさんから甲Sさん」と呼ばれた事です。美帆さんは、その優しく明るい素敵な笑顔を私たちに見せてくれました。それぞれの皆さんも素敵なエピソードを知らせてくれました。落胆したというのは、もちろん、ご家族を責める意味ではありません。これは、社会の障がいに対する受けとめ方が反映されたものであり、現代社会の状況を物語っています。つまり、私たちの社会はまだ、「発達途上」にあると言えるのではないでしょうか。もっとも、社会とは個々人の認識から成り立っていることは言うまでもありません。

近年では、「私は、統合失調症患者です」とオープンに語る患者さんも徐々に増えています。自分の家族がこの病であることでの日常を漫画などで描かれた身近な本もあります（中村ユキ２０１６）。「ピアカウンセラー」として、患者自身が同じ悩みを持つ人の相談にのったり話を聞くなどの活動や、さらに進んで、仕事として勤務している方々もいます（肥田裕久・中田健士２０１９）。出発点に近いような現状では、様々な課題が山積みではあるものの頼もしい方向へと進んでいます。

２０１８年3月に文部科学省は、２０２２年度からの高校の保健体育の教科書に「精神疾患の予防と回復」の項目を置くことを新学習指導要綱に示しました。教科書ですら、人権に配慮しない記述がまかり通っていた時代を超えて、今回の内容は、ようやく正しい理解へ進もうとする動きと言えます。

すでに諸外国、例えばカナダ、イギリス、オーストラリアなどにおいてこうした授業は実践されてきており、遅きに失しているとはいえ、今後の教育現場の先生方の指導のもと、若い方たちの理解がさらに進むことに大いなる期待を寄せるところです。

人間共生の源としての普遍的無意識

サリヴァンは、この病の最も強烈な体験は恐怖であると考えました。中井久夫は次のような趣旨のことを述べています(1998)。「恐怖から幻覚・妄想などに比重が傾いていくと思います。その方が少しでも楽だからです。極度の恐怖は対象を持たない『恐怖そのもの』体験ですが、幻覚・妄想は意識に対象を与えます。その限りでは、健康化の方向に向かっています。幻覚や妄想も自己治癒力の発現と言ってよいかもしれません」。また、「妄想は、確かに、より大きな苦悩を軽減する力を持っています」とも記述しています(2010)。

このように見てくると、幻覚・妄想とは、他者からは想像しがたいほどの、言葉では言い表せないような恐怖や不安などの混乱のなかにいて、言わば藁をも掴みたい時の、生命維持のための〝最後の砦〟と言えるものかもしれません。したがってそれらは、言わば、妄想力・幻覚力とさえ表現しうるかも知れないほどの〝生命力の現れ〟と言えるのではないかと思われてきます。

ここでユングが幻覚・妄想を人間の精神構造の土台である「普遍的無意識」と深く関わると考えた

ことに注目したいと思います。普遍的無意識とは、私たちが日ごろ「意識できる」層の下の「個人的無意識」のさらに下の深い層であり、人びとが（人類以前の）遠い先祖から脈々と受け継いできた生得的な無意識です。

その見解に立ってみると、誰もが幻覚・妄想状態を受容しうる源を持っているとも言えるのではないでしょうか。つまり、私たちは、もともと、「共に生きる根源」を有しているのではないかと筆者には思われてきます。偏見は、長い長い人間の生活の歴史のなかで、経済・政治・文化などの社会環境の変化のなかで形成されていった側面があるのではないでしょうか。この人間の歴史については、第2部「人類の精神史の素描」をご一読いただければと思います。

諸科学の連携の可能性は？

脳科学や神経科学の近年の研究のなかには、夢やイメージについて興味深い見解が見出されます。「イメージの誕生」に関して、神経科学・脳神経学者ダマシオは著書『進化の意外な順序』（2019）のなかで、最初の生命体である細菌の生命からはじまり、人間の神経系が生み出され複雑化して、心の構成要素であるイメージの形成に至ることを詳細に考察しています。イメージは人間の心的状態の根源に関わるものと見られるようです。

この見解は、ユングがイメージを太古から受け継いできた普遍的無意識に関するものとして重視したことに繋がる可能性がありはしないでしょうか。ダマシオについて詳しくは、第Ⅱ部第1章に書いています。

脳情報学者の神谷之康は、夢を脳から解読する研究を行っています。「夢はレム睡眠中に起こるが、胎児は24時間中レム睡眠が多く、この間、何か原初的な意識体験が生じているのではないか」「夢などイメージの解読は、幻覚などに苦しんでいる人の診断に役立つだろう」「今後は幻覚などにも研究を広げて、その関係の方々に役に立つものを」と述べています(2020)。神谷は、夢、イメージ、幻覚などを研究テーマの一つにしているのです。

ユングは、夢を主に、太古以来の普遍的無意識からのメッセージと考えました。また、幻覚・妄想と夢は、無意識内容の体験として等価であるとの見解です。ここで筆者は、この2人の研究者の考えがリンクする可能性も皆無とは言えないのではないかと思えてきます。

精神医学者・中井久夫は、統合失調症患者の夢と幻覚の間には密接な関係があると述べています(2010)。

今後、諸科学の連携によって夢・イメージ・幻覚・妄想についての研究が深まり、統合失調症についてのさらなる理解が広がることは不可能でしょうか。その広がりのなかで、あるいは、それぞれの研究の進展のなかで、誰もが統合失調症について、〝普通の病〟と自然に思える社会の到来は期待してもいいでしょうか。

注1：病名について。本のタイトルの場合を除き、病名は「統合失調症」で統一しました。

注2：「患者」の表記について。臨床心理学では、通常「患者」ではなく「クライエント（来談者）」ですが、医学上のことにも触れているので、表記は「患者」でも「クライエント」でもなく、この病の「体験者」として統一したいと思いました。しかし、フロイトやユングが「患者」と書いているところに「体験者」という言葉を入れ込むことはできないため、一般的に分かりやすい「患者」を使いました。

注3：今日では差別的・不適切と思われる用語について。原著者の考えや時代背景を考慮し、そのまま引用しました（第Ⅱ部も同様）。

【第Ⅰ部　引用・参考文献等】

・秋山さと子『ユング心理学へのいざない　内なるせかいへの旅』サイエンス社、１９８２年。
・阿部大樹・須貝秀平・継松力・古茶大樹「対話と『治療』について　H.S.Sullivan の思想と発展から」、精神科治療学編集委員会『精神科治療学33（３）』星和書店、２０１８年、351-354頁。
・飯高哲也政「情動とストレス脆弱性を探る脳画像研究」脳を活かす研究会編『ブレインデコーディング　脳情報を読む』オーム社、２００７年。
・池田政俊「治療者は中立でいられますか　精神分析から見た今日の治療者――患者関係あるいは治療者の中立性」、精神科治療学編集委員会編『精神科治療学34（８）』星和書店、２０１９年、865-868頁。
・市橋秀夫「脳・神経と精神の病気　統合失調症」、岩田誠ほか監修『新・病気とからだの読本４』暮らしの手帖社、２００１年、243-282頁。
・岩井圭司「日常精神科臨床の中でのマインドフルネス　総論と導入」、精神科治療学編集委員会『精神科治療学32（5）』星和書店、２０１７年、573-578頁。
・岩井圭司「妄想知覚と真正妄想　その今日的位置づけ」精神科治療学編集委員会、『精神科治療学33（1）』星和書店、２０１８年、21-25頁。
・氏原寛、小川捷之、鑪幹八郎、東山紘久ほか編『カウンセリング辞典』ミネルヴァ書房、２００１年。

・英国心理学会臨床心理学部門監修、アン、クック編『精神病と統合失調症の新しい理解　地域ケアとリカバリーを支える心理学』国重浩一・バーナード紫訳、北大路書房、２０１６年、8頁、10-12頁、17-18頁、31頁、47頁、73頁、88頁、109-114頁、118-119頁、157頁、160頁。
・エリクソン、Ｅ・Ｈ『幼児期と社会1、2』仁科弥生訳、みすず書房、１９７７年、１９８０年。
・エリクソン、Ｅ・Ｈ『アイデンティティ　青年と危機』岩瀬庸理訳、金沢文庫、２００６年、166-186頁。
・エレンベルガー、アンリ『無意識の発見　力動精神医学発達史上巻』木村敏、中井久夫編訳、弘文堂、１９８０年。
・エレンベルガー、アンリ『無意識の発見　力動精神医学発達史下巻』木村敏・中井久夫編訳、弘文堂、１９８０年、302-303頁、305-308頁、311頁、327-329頁、333-336頁、338-353頁、358頁、370頁、372頁、372-375頁。
・エランベルジュ、アンリ『エランベルジュ著作集　無意識のパイオニアと患者たち』中井久夫編訳、みすず書房、１９９９年、112-113頁、146頁。
・岡田尊司『統合失調症　その新たなる真実』ＰＨＰ研究所、２０１０年、99頁。
・小川捷之「症例アンナ・Ｏ　精神分析の起源」小川捷之ほか編著『心理学パッケージ』ブレーン出版、１９９０年、205頁。
・小此木啓吾・馬場謙一編『フロイト精神分析入門』有斐閣、１９８２年、4頁、6頁、8頁。
・小此木啓吾・河合隼雄『フロイトとユング』レグレス文庫、１９８９年、（講談社２０１３）。
・尾関周二『多元的共生社会が未来を開く』農林統計出版、２０１５年。
・尾関夢子・荒木穂積編著『どんぐり教室の四季　障害幼児の保育実践と発達の視点』ミネルヴァ書房、１９８１年、18-26頁。
・尾関夢子・三宅篤子編著『乳幼児のための健康診断　心理相談員のみた発達と指導』青木書店、１９８５年、99-100頁。
・尾関夢子「仮面の適応・自己の再生を求めて」高千穂商科大学学生相談室編『学生相談室報告書第4号』高千穂商科大学、１９９５年。
・皆藤章「幻聴とのたたかい」河合隼雄編著『事例に学ぶ心理療法（第7章）』日本評論社、１９９９年、253-289頁。
・笠井清登「統合失調症：脳と生活と思春期発達の交差点」日本統合失調症学会監修『統合失調症』医学書院

２０１３年、51‐58頁。
・片本恵利「沖縄の『癒しのシステム』」と心理臨床」日本心理臨床学会編、心理臨床の広場、２０１４年。
・片本恵利「沖縄『癒しのシステム』と今日の癒しについて」大阪府保険医協会編、大阪保険医雑誌、２０１４年。
・角野善宏『分裂病の心理療法　治療者の内なる体験の軌跡』日本評論社、１９９８年、139‐146頁。
・神谷之康「脳から心を読む方法」「脳を活かす」研究会編『ブレイン・デコーディング　脳情報を読む』オーム社、２００７年、２‐22頁。
・神谷之康「京大先生図鑑」http://www.kyotou.ac.jp/explore/professor/10_kamitani.html（２０２０年10月06日閲覧）
・河合俊雄「ユングの分析心理学　ユングによる無意識の発見と魂のリアリティー」新田義弘ほか編『無意識の発見　岩波講座現代思想３』岩波書店、１９９３年、33‐64頁。
・河合俊雄「分裂病を背景にもつ症例とイメージによる心理臨床」河合隼雄・山中康裕ら総監修『心理臨床の実際５　境界例・重症例の心理臨床』金子書房、１９９８年、83‐91頁。
・河合俊雄『ユング派心理療法』ミネルヴァ書房、２１０３年、ii頁。
・河合俊雄『心理療法コレクションⅠ　ユング心理学入門』岩波現代文庫、２０１６年。
・河合隼雄『ユング心理学入門』培風館、１９６７年。
・河合隼雄『イメージの心理学』青土社、１９９１年。
・河合隼雄『ユングの生涯』第三文明社、１９９４年、24‐26頁、71頁、77‐79頁、87頁、93‐99頁、108頁、124頁、143頁、153頁、167頁、177頁。
・河合隼雄『無意識の構造』中公新書、１９９５年、33頁、38頁、42頁、46頁、48頁、51‐52頁、86頁。
・河合隼雄『心理療法序説』岩波書店、１９９５年。
・河合隼雄総編集『心理療法とイメージ　講座心理療法第３巻』岩波書店、２０００年、11‐13頁、18頁。
・河合隼雄『未来への記憶　自伝の試み』岩波新書、２００１年。
・河合隼雄「物語の意義について」https://www.gakushikai.or.jp/magazine/archives/archives_835.html（２０２０年10月１日閲覧）
・河合隼雄『昔話と日本人の心』岩波書店、２００３年、３頁、18頁。

・河合隼雄『深層意識への道』岩波書店、２００４年。
・河合隼雄著、河合俊雄編『新版　心理療法論考』創元社、２０１３年、14頁、17頁、24頁、100頁。
・クティク、アン「ユングと彼の家族」伊藤俊樹訳、クリストファー、Ｅ／ソロモン、Ｈ・Ｍ共編『ユングの世界――現代の視点から』氏原寛・小田尚生監訳、培風館、２００３年、26-45頁。
・クリストファー、Ｅ／ソロモン、Ｈ・Ｍ共編『ユングの世界――現代の視点から』氏原寛・織田尚生監訳、培風館、２００３年。
・フリードマン、Ｌ・Ｊ『エリクソンの人生―アイデンティティの探求者―上下』やまだようこ／西平直監訳、新曜社、２００３年。
・計見一雄『統合失調症あるいは精神分裂病』講談社、２００４年、1頁、86-89頁、94-96頁。
・ケースメント、アン編、河合隼雄ほか著、氏原寛監訳『ユングの13人の弟子が考えていること　現代分析心理学の鍵を開く』ミネルヴァ書房、２００１年。
・古茶大樹「統合失調症とは何か」精神科治療学編集委員会編『精神科治療学33（２）』星和書店、２０１８年、155-160頁。
・小林和彦『ボクには世界がこう見えていた』新潮文庫、２０１１年。
・斎藤環『オープンダイアローグとは何か』医学書院、２０１５年。
・斎藤環ほか「オープンダイアローグによる統合失調症への治療的アプローチ」精神科治療学編集委員会編『精神科治療学32（５）』星和書店、２０１７年、689-696頁。
・斎藤環「オープンダイアローグの日本への導入に際して懸念されること」精神科治療学編集委員会編『精神科治療学33（３）』星和書店、２０１８年、275-282頁、363頁。
・佐藤達哉「日本における精神分析の受容と展開」朝日新聞社編『AERA Mook　精神分析学がわかる。』１９９８年、96-103頁。
・ザネッティ、ミケーレ『精神病院のない社会をめざして　バザーリア伝』鈴木鉄忠ほか訳、岩波書店、２０１６年。
・サリヴァン、Ｈ・Ｓ『精神医学は対人関係論である』中井久夫、鑪幹八郎ほか訳、みすず書房、１９９５年。
・サリヴァン、Ｈ・Ｓ『分裂病は人間的過程である』中井久夫ほか訳、みすず書房、１９９５年、35頁、301-303頁、307頁、477頁。

・塩月亮子『沖縄シャーマニズムの近代　聖なる狂気のゆくえ』森話社、２０１２年、292-293頁。
・柴山雅俊「統合失調症に特徴的な幻聴」精神科治療学編集委員会編『精神科治療学33（１）』星和書店、２０１８年、27-32頁。
・清水加奈子・加藤敏「統合失調症の発病状況　現代の動向をさぐる」精神科治療学編集委員会編『精神科治療学33（2）』星和書店、２０１８年、143-148頁。
・ジェインズ、ジュリアン『神々の沈黙　意識の誕生と文明の興亡』紀伊国屋書店、２００５年。
・シャスタマン、ニール『僕には世界がふたつある』金原端人ほか訳、集英社、２０１７年。
・ジャネ、ピエール『心理学的医学』松本雅彦訳、みすず書房、１９８１年、266頁。
・ジョナサン、ウィンソン『無意識の構造　脳と心の生物学』相馬寿明訳、どうぶつ社、１９８７年、84-204頁、195頁。
・白波瀬丈一郎「精神分析と精神医学の重なり」朝日新聞社編『AERA Mook　精神分析学がわかる。』１９９８年、140-146頁。
・杉原玄一「『統合失調症スペクトラム』（ＤＳＭ―５）について　現代の統合失調症を知る」精神科治療学編集委員会編『精神科治療学33（１）』星和書店、２０１８年、27-32頁。
・杉林稔・高木俊介・横田泉ほか編「統合失調症に治療は必要か」『統合失調症のひろば（１）』日本評論社、２０１３年。
・鈴木志乃「おはなしにならない言葉がおはなしになるとき　統合失調症と診断された人たちと即興で繋ぐ連想物語の考察」日本ユング心理学会編、２０１９年、61-92頁。
・セシュエー、マルグリート『分裂病の精神療法　象徴的実現への道』三好暁光訳、みすず書房、１９７８年。
・セシュエー、マルグリート『分裂病の少女の手記　心理療法による分裂病の回復過程』みすず書房、１９８６年。
・高江洲義英「呪術と精神医療」河合隼雄・清水博ほか編『宗教と科学８　身体・宗教・性』岩波書店、１９９３年、266頁、269頁。
・高木俊介『心の医療宅配便　精神科在宅ケア事始』文芸春秋、２０１０年、20頁。
・高木俊介『精神医療の光と影』日本評論社、２０１２年、118-119頁
・高木俊介『ＡＣＴ-Ｋの挑戦　ＡＣＴがひらく精神医療・福祉の未来』批評社、２０１７年。

・詫摩武俊・東洋・藤永保編『心理学の基礎知識9』有斐閣、１９７９年、275頁。
・武野俊弥『分裂病の神話——ユング心理学から見た分裂病の世界』新曜社、１９９４年、28頁、31頁、52頁。
・武野俊弥「分裂病的危機に対する心理療法」　山中康裕・河合俊雄・小川捷之編『境界例・重症例の心理臨床』金子書房、１９９８年、91-104頁。
・武野俊弥『嘘を生きる人妄想を生きる人　個人神話の創造と病』新曜社、２００５年、105頁。
・武野俊弥「私のユング派心理療法」日本ユング心理学会編『ユング心理学研究第7巻　ユング派の精神療法』創元社、２０１４年、13-29頁。
・田中康弘「分析心理学とイメージ」河合隼雄総編集『心理療法とイメージ』岩波書店、２０００年、125-130頁。
・田中昌人・田中杉恵『子どもの発達と診断3　幼児期Ⅰ』大月書店、１９８６年。
・鑪幹八郎「社会がつくるこころの病」　朝日新聞社編『AERA Mook　精神分析学がわかる。』１９９８年、80-83頁。
・鑪幹八郎『夢分析入門』創元社、２００２年。
・鑪幹八郎「E・H・エリクソン　その生涯とライフサイクル論」大阪精神分析セミナー運営委員会編『精神分析家の生涯と理論』岩崎学術出版社、２０１８年、71-104頁。
・鑪幹八郎『アイデンティティの心理学』講談社、１９９０年、22-62頁、82頁、100頁。
・玉木一兵編著『森の叫び　精神病者の詩魂と夢想』批評社、１９８５年。
・玉木一兵『お墓の喫茶店』沖縄文学全集編集委員会『沖縄文学全集第8巻』国書刊行会、１９９０年。
・ダマシオ、アントニオ『進化の意外な順序　感情、意識、創造性と文化の起源』白揚社、２０１９年。
・天保英明「チェックリストだけで診断を確定していませんか?」精神科治療学編集委員会編『精神科治療学34(8)』星和書店、２０１９年、861-864頁。
・中井久夫『最終講義——分裂病私見』１９９８年、9-12頁、27頁、53-56頁、58-63頁、90頁。
・中井久夫『統合失調症1』みすず書房、２０１０年、31頁-35頁、148頁、150-151頁、161-162頁。
・中井久夫『サリバン、アメリカの精神科医』みすず書房、２０１２年、21頁。
・中井久夫『新版分裂病と人類』東京大学出版会、２０１３年、253-256頁。
・中坪太久郎『統合失調症への臨床心理学的支援』下山晴彦監修「シリーズ臨床心理学研究の最前線5」ミネルヴァ書房、２０１２年。

・中村瑠貴子「フロイトとフロイト以後の精神分析学史」朝日新聞社編『AERA Mook　精神分析がわかる。』１９９８年、88-95頁。
・中村ユキ著、福田正人監修『マンガでわかる！　統合失調症』日本評論社、２０１１年。
・中村ユキ著、高森信子監修『マンガでわかる！　統合失調症・家族の対応編』日本評論社、２０１６年。
・中山元『フロイト入門』筑摩書房、２０１５年。
・長尾剛『心のトリセツ　ユング心理学がよくわかる本』ＰＨＰ研究所、２０１７年。
・日本統合失調症学会監修『統合失調症』医学書院、２０１３年。
・日本ユング心理学会編『日本における分析心理学』創元社、２００９年。
・日本ユング心理学会編『河合隼雄の事例を読む』創元社、２０１４年。
・野口正行「行動制限最小限化がスローガンで終わっていませんか？　身体拘束について認知バイアスの視点から考える」、精神科治療学編集委員会編『精神科治療学34（８）』星和書店、２０１９年、887-891頁。
・野田友道「私を変えてくれた言葉」、杉林稔・高木俊介・横田泉ほか編『統合失調症のひろば１』日本評論社　、２０１３年。
・野村直樹「『無知の姿勢』と『二人称の時間』　臨床における対話とは何か」精神科治療学編集委員会編『精神科治療学33（３）』星和書店、２０１８年、269-274頁。
・ノルトフ、ゲオルク『脳はいかに意識をつくるのか　脳の異常から心の謎に迫る』高橋洋訳、白揚社、２０１６年、191頁。
・原田誠一『正体不明の声　対処するための10のエッセイス』アルタ出版、２００６年。
・東昇『力の限界　自然科学と宗教』法蔵館、２００１年。
・東山紘久『箱庭療法の世界』誠信書房、１９９４年。
・肥田裕久・中田賢士「ピアを雇用しただけでよいのでしょうか？」精神科治療学編集委員会編『精神科治療学34（８）』星和書店、２０１９年、915-919頁。
・平田豊明「精神科医療における自明性の検証　精神科病院のエントロピー増大をどう食い止めるか？」精神科治療学編集委員会編『精神科治療学34（８）』星和書店、２０１９年、855-860頁。
・文月ふう『ママは躁うつ病　んでもって娘は統合失調症デス』星和書店、２０１３年。

・フリードマン、Ｌ・Ｊ『エリクソンの人生―アイデンティティの探求者―上』やまだようこ・西平直監訳　新曜社、２００３年、i–xii・i頁、221–229頁。
・フリードマン、Ｌ・Ｊ『エリクソンの人生―アイデンティティの探求者―下』やまだようこ・西平直監訳　新曜社、２００３年。
・古川奈都子『心を病むってどういうこと　精神病の体験者より』ぶどう社、２００９年。
・フロイト、ジュグムント『精神分析入門上、下』高橋義孝訳、新潮社、１９７７年。
・フロム、エーリッヒ『聴くということ　精神分析に関する最後のセミナー講義録』堀江宗正・松宮克昌訳、第三文明社、２０１２年、101–106頁。
・星野弘「刊行に寄せて」、横田泉『統合失調症の回復とはどういうことか』日本評論社、２０１２年、iii–xii頁。
・ホーマイヤー、シュリン『悲しいけど青空の日　親がこころの病気になった子どもたちへ』田野中恭子訳、サウザンブックス社、２０２０年。
・マイヤー、Ｃ・Ａ『ユング心理学概説１　無意識の現れ』河合隼雄監修、創元社、１９９６年。
・前田貴記「主体性の精神病理学　〝自我障害〟からの症状論・病態論・治療回復論について考える」、精神科治療学編集委員会編『精神科治療学33（１）』星和書店、２０１８年、5–12頁。
・前田正『精神医学に関するユング心理学の基礎文献』日本ユング心理学会編、２０１７年、159–167頁。
・前田正『統合失調症の心理療法　ユング心理学・精神医学・仏法からのアプローチ』第三文明社、２０１３年。
・水野雅文『ササッとわかる「統合失調症」』講談社、２０１０年、12頁、44頁。
・宮田量治「症状評価尺度」、日本統合失調症学会監修『統合失調症第３章　統合失調症の診断と評価』医学書院、２０１３年。
・村井俊哉『統合失調症』岩波新書、２０１９年、186頁。
・村上伸治「急性期の関わり　そばにたたずむこと」、杉林稔・高木俊介・横田泉ほか編『統合失調症のひろば１』日本評論社、２０１３年。
・ムロディナウ、レナード『しらずしらず　あなたの９割を支配する「無意識」を科学する』水谷淳訳、ダイヤモンド社、２０１３年。v–viii頁、14頁、40頁。
・安永浩『精神科医のものの考え方』金剛出版、２００２年。

・安丸良夫『出口なお』朝日新聞社、1987年。
・ヤッフェ、アニエラ編『ユング自伝1　思い出・夢・思想』河合隼雄・藤縄昭・出井淑子訳、みすず書房、1972年、23頁、32頁、40頁、100頁、143頁、161〜164頁、173頁、184‐187頁、212‐214頁、225頁、228‐232頁、248頁、268頁、270頁、277頁。
・ヤッフェ、アニエラ編『ユング自伝2　思い出・夢・思想』河合隼雄・藤縄昭・出井淑子訳、みすず書房、1973年。
・山崎修道「サービスモデル　各国での取り組み」、日本統合失調症学会監修『統合失調症第4章統合失調症の治療』医学書院、2013年。
・山竹伸二『こころの病に挑んだ知の巨人　森田正馬・土居健郎・河合隼雄・中井久夫』ちくま新書、2018年。
・山中康裕編著『知の教科書ユング』講談社、2001年、16頁、42頁、51頁。
・湯浅泰雄・高橋豊ほか『ユング心理学と現代の危機』河出書房新社、2001年。
・ユング、カール・グスタフ『分裂病の心理』安田一郎訳、青土社、1995年、297頁、300頁、305頁。
・ユング、カール・グスタフ『創造する無意識　ユングの文芸論』松代洋一訳、平凡社、1998年、189頁。
・ユング、カール・グスタフ『赤の書』河合俊雄監訳、創元社、2014年。
・横井公一「H・S・サリバン　その生涯と対人関係論」、大阪精神分析セミナー運営委員会編『精神分析家の生涯と理論』岩崎学術出版社、2018年、229‐266頁。
・横田泉『統合失調症の回復とはどういうことか』日本評論社、2012年、144‐145頁、152‐157頁。
・レスラー、クリスティアン『ユング心理学と今日の科学的知見　夢・元型・コンプレックスそして心理療法の効果』京都大学大学院教育学研究科付属臨床教育実践センター主催、2018年11月23日講演。
・渡部和成『わかった!　統合失調症のベスト治療』星和書店、2018年。
・渡邊博幸「サービスモデル　日本での取り組み」、日本統合失調症学会監修『統合失調症第4章統合失調症の治療』医学書院、2013年。
・朝日新聞「『普通の家って?』成人後も悩む　精神疾患の親がいて」2017年1月18日。
・朝日新聞「『精神疾患』40年ぶりに教科書に」2018年10月29日。
・朝日新聞「精神科医からの説明ににじむ不満　患者・家族6200人に医師らが全国調査」2019年2月7日。

・朝日新聞「身体拘束なき精神科へ　自ら治療を選ぶこと・患者に必要な経験だから縛らない」東京都立松沢病院長斎藤正彦、２０１９年８月22日。
・朝日新聞「精神科病院から『壁』破るパス　敷地内にフットサルコート・鹿児島での挑戦」２０２０年４月27日。
・朝日新聞「ママの不調はあなたのせいじゃない　精神疾患ある親を持つ子描く『悲しいけど青空の日』」２０２０年８月22日。
・ＮＨＫ ＢＳプレミアム『吾輩は健康である⁉　漱石の猫セラピー　偉人たちの健康診断』２０１７年10月11日及び２０１８年６月27日放映（佐々木浩雄　高橋正雄）。
・ＮＨＫ Ｅテレ特集アンコール「長すぎた入院」２０１８年５月12日放送。
・ＮＨＫ Ｅテレ特集アンコール「Reborn　再生を描く」２０１８年５月28日放送。
・ＮＨＫ Ｅテレ「新世代が解く！　日本のジレンマー精神科医は見た！〝コスパ社会のジレンマ〟」２０１９年２月24日放送。
・ＮＨＫ ハートネットＴＶ「身体拘束のない国へ　ニュージーランドからの報告」２０１９年６月25日放送。
・ＮＨＫ Ｅテレ「繰り返される虐待事件！　日本の精神医療の闇に迫る！」２０２０年７月２日放送。
・ＮＨＫ Ｅテレ「バリバラ『幻覚さんに恋して』」２０２０年７月16日放送。
・ＮＨＫ Ｅテレ「サイエンスＺＥＲＯ選・最前線！　夢の科学　感情・意識・記憶の要」２０２０年８月16日放送、出演：神谷之康（京都大学大学院情報学研究科・脳情報学）他。

第Ⅱ部

人類の精神史の素描

――こころの病に触れて

尾関周二

はじめに

この小論では、人類にとって「精神（心）の病」とはどういうことか、という問題意識を持って、それを考える前提として「人類の精神史」について主には考えてみたいと思っている。じつは、一般的に言って「人類の精神史」というテーマで概観した論述は意外に少ない。一方で、「昭和の精神史」とか「ヨーロッパの精神史」というものがあり、他方で、人類の起源や言語の起源に遡って、「人類の精神」の始まりを議論したものがあるが、その両方に目配りをして、人類の精神史を通史的に論述したものは、意外に少ないと思われる。従って、ここでは、そのことを試論的に行ってみたい。しかも素描という仕方である。そして、それを踏まえて、そういった視点から「精神（心）の病」に触れてみたいが、ただ、私は、精神病についての専門研究者でも治療者でもないので、ここでは専門家が標記の関係で語っている言葉をコラムで紹介することにとどめたい。

——序　章

「精神」、「心」、「意識」、そして「人類の精神史」という言葉

1　「精神」「心」「意識」という言葉

「精神」「心」「意識」といった言葉は、日常的に使用されるとともに、哲学、宗教、心理学、医学、芸術などの本でもそれぞれの分野の特徴をもちながら様々に使われ、目に見える形でないこともあり、しばしば使われるわりには、曖昧ではっきりしない言葉の印象がある。

「精神」「心」「意識」のいずれも知識、感情、意志などいわゆる知情意を包括し、知覚、知性、想像力などの主体に関わって用いられる。そして、「精神」は「心」とほぼ同じ意味でもちいられるが、どちらかといえば、心は個別的で個々人の身体に宿る性格があるのに対して、精神は「時代精神」や「民族精神」などの表現に見られるように普遍的で個々人を超えていく性格をも持っているような使用の仕方もある。

また、「意識」は、「心」とほぼ同じようにしばしば使用されるが、心のうちの「意識されている」、「自覚」という意味合いが強い用語と言える。ここから、「意識」は「無意識」との対比で限定されて使用されることになる。また、「意識」は「～についての意識」というように、「精神」や「心」と違って、対象への志向性を含意しており、そこから、対象がまさに自分自身である場合には、「対象意識」と「自己意識」の区別のような使用も生まれることになる。ちなみに、「心」に近い「魂」（霊魂）という用語があるが、これは、「不死の魂」などと言われるように、身体を離れても存在し、心を実体化したものと考えられる。

2　「人類の精神史」という考え

（i）哲学の場合——ヘーゲル

「心」や「精神」は古くから使用されているが、「人類の精神史」という考えが現れたのはそれほど古くはない。おそらくその最初のひとは、哲学者のヘーゲルであろう。ヘーゲルは、『精神の現象学』や『世界史の哲学』（『歴史哲学』）において「人類の精神史」を展開したのである。後者においては、人間の自由の拡大として歴史を捉えたことでよく知られている。また、『精神の現象学』は意識と精神の区別と連関をはっきり念頭におかれて展開されている点で、私たちにとって興味深いと言えよう。従って、『精神の現象学』について少し紹介してみたいが、その前提として、「近代哲学の父」とされるデカルトについてまず触れておこう。

「近代哲学の父」とされるデカルトは、精神と自然（物体）は全く別のものとして二元論を主張した。つまり、精神の本質は〈思考〉であるのに対して、物体の本質は〈延長（空間的なひろがり）〉であるとしたのである。このことによって、中世のアリストテレス的な目的論的自然観に代わって、機械論的自然観を主張することになり、物理学に代表される近代科学の基礎づけを可能にしたのである。しかし、当然、精神と自然が別ものとなるのと軌を一にして心と身体もまた別のものとなり、まったく異なる心と身体はどのようにして関係しているのかという、いわゆる「心身問題」としてその後の大きな哲学的難問（アポリア）をつくりだした。

同時に、デカルトは、知られているように、学問の原理を探求するなかで、あらゆるものを疑った結果、疑っている我り、私自身はもはや疑うことができないとして、「我思う、故に我あり」という命題を第一原理としたのである。これは「我思う」という意識の働きを極めて重視するもので、ここから「意識哲学」は近代哲学の特徴とされ、ドイツの古典哲学の出発点になるのである。

ドイツ古典哲学の開始に位置するカントは、デカルトに見出された意識を個々人の意識を超えた人類に共通する普遍的意識（これをカントは「超越論的意識」とよぶ）を想定する。我々によっては認識されない「物自体」によって我々の感官が触発され多様な感覚が与えられ、それを我々の超越論的意識の主観の形式（感性の直観形式と悟性のカテゴリ）によって構成することによって、我々の前に認識されうる世界が現象として現れてくるとした。

これに対して、ヘーゲルはまさにカントを批判することによって先の『精神の現象学』を著わしたのである。この本のタイトルは当初「意識の経験の学」というもので、これの特徴は、カントの場合のように、意識と対象が同じレベルで留まるのではなく、最も低次の意識形態の段階から意識と対象の矛盾を通じて次第に高次の意識形態へ発展していくものとして書かれていることである。最も低次の感覚的確信から知覚、悟性を経て、自己意識に至り、これの経験を経て理性に至る。当初は、ヘーゲルはここまでで終わるつもりであったのが、理性が社会的、歴史的過程のなかで展開されることが必要であるという考えに至り、意識の集合体である精神という概念が出てくることになり、全体の構想も意識の経験が高まって絶対精神に到達する過程は同時に、背後に潜在的にあった絶対精神が意識を通じて外に現れ出てくる過程でもあるというふうに考えられる。そのことによって、『精神の現象学』というタイトルが最終的に本のタイトルになり、「意識の経験の学」はサブタイトルの位置になるのである。

古生物学者で地質学者の井尻正二は、ヘッケルはダーウィンの影響を受けつつ、生物における「個体発生は系統発生を繰り返す」と述べたが、ヘーゲルの『精神の現象学』についてはその言葉の100年近く前に、意識と精神の関係においてそれを述べたとして高く評価した。

(ii) 心理学の場合――ユング

上記のヘーゲルの場合と違った視点から「人類の精神史」のアイデアが精神分析学派の流れからもたらされることになるが、それが、この本の第I部のテーマでもあったユングである。

精神分析学の創始者のフロイトは、デカルト以来の近代の意識哲学においては把握されていなかった「無意識」の存在と意義を、神経症などの精神（心）の病の患者を治療するなかで見出した。いわゆる「無意識の発見」である。そして、幼少期に性的関係から生じたトラウマを無意識のなかに抑圧している状態を意識化することによって、病理現象を克服できると考えた。当初、このフロイトの「無意識の発見」に大きな共感を抱いて師事したのがユングである。しかし、まもなく二人はこの「無意識」の理解を巡って意見を異にして分かれていくことになる。

フロイトにおける無意識が個人の生活史において抑圧されてきた「個人的無意識」に限定されていたのに対して、ユングは、無意識は個人の無意識のみならず、それの深層にはさらに「集合的無意識」（或いは「普遍的無意識」）が存在するという考えに至る。この普遍的無意識は、人類が原始から引き継ぐ感情、思考、想像、記憶などの集積であるが、それは幾つかの「元型」（アーキタイプス）から捉えられ、宗教や神話、おとぎ話や夢などとして現れるとする。代表的な元型は、ペルソナ、影、アニマ、アニムス、老賢者、曼荼羅などが挙げられる。そして、意識と無意識の両方を含んだ人格全体の統合の中心として生じてくるのが「自己」とされる。

丸山眞男の「古層」論　ところで、興味深いのは、戦後思想をリードした丸山眞男が日本精神の「古層」ということを語ったが、『日本文化のかくれた形』で武田清子が述べているように、この考えは、ユングの無意識の議論と関連させることができるのである。丸山は、日本人の精神的なあり方で変化しないものを当初「原型（プロトタイプ）」と呼び、さらに「古層」と呼び、最終的には音楽から採った「執拗低音（バッソ・オスティナート）」と呼んだ。これらは、日本が古来、中国や韓国から仏教や儒教、近世では西洋から思想・科学・技術を取り入れながらも日本的なものとして歴史貫通的に持続しているものを捉えようとしたものである。

人類の深層心理的なものは長い狩猟採集時代に蓄積されたという意味で「古層」と呼べるものであろうし、また、ある意味では、丸山が「古層」では実体化されて理解されるので、日本人の精神的な深層心理的なものを「執拗低音」としたのは、適切ではないかと思う。人類において共通な「古層」がさまざまな民族ごとに「執拗低音」として変奏されると考えられるからである。すでに触れたように、ユングは無意識には「個人的無意識」のみならず、「集合的無意識」が存在することを主張した。この意味では、丸山の「古層」は日本人の「集合的無意識」に対応するものと言える。さらに、この集合的意識も日本民族のような特殊的レベルと人類の普遍的レベルに区別できる。

武田清子は、彼女が編集した『日本文化のかくれた形』で、上記の丸山眞男の論考「原型・古層・執拗低音」の他に加藤周一、木下順二の論考を収め、彼女自らは「フロイト・ユング・思想史」という論考で、ユングの集合的、普遍的無意識、さらにはそれの「元型」(アーキタイプス)に言及するとともに、それに関連付けて三人の論考を評価している。丸山は「古層」などをユングに関連させた議論はしていないが、武田は丸山の問題意識を深めてユングの人類の普遍的無意識に関心を寄せているのである。

第1章　生命史における精神の起源

「人類の精神史」と言っても、まずはそこで言う「精神」はどこから生まれてきたかということになる。宗教の信仰者ならば、それは神が創造されたと言うかもしれない。しかし、ここでは、まずは科学的アプローチを尊重して進化論を前提に考えてみたい。つまり、アメーバのようなものから始まる生命の進化の長い歴史のなかから、意識や心、精神が生まれてきたという視点を取りたいと思うのである。こういった生命史の議論のなかでは、問題意識のポイントは二つある。一つは、生命の起源における意識・心の起源のようなものが見られるのか、ということであり、もう一つは、サルとヒトとの共通祖先から人類が別れた後、人類の心・意識はどのように形成されたかである。特に、近年チンパンジーなどと人類は、遺伝子（ＤＮＡ）レベルでは98％同じで、ほとんど違いがないことも明らかになって、様々な視点から両者の心の違いに大きな関心がもたれている。この後者ついては、次章の展開のなかで触れたいと思う。

この章では、前者の問題意識の前提である生命、生物とは何かという問題を最近の関連する諸科学の成果から考えてみる。

1　福岡伸一の「動的平衡」論

生物学者の福岡伸一は「生命とは何か」という問いに対して、それは「動的平衡」であると答え話題になった。彼によれば、ＤＮＡの世紀であった20世紀には「生命は自己複製可能なシステムである」という答えが一般的であったが、しかし、これには生命のもうひとつの極めて重要な特性が反映されていないとする。それは、生命が「可変的でありながらサステイナブル（持続可能）なシステムである」ということである。

福岡によれば、この「可変的でありながらサステイナブルなシステム」を最初に主張したのは米国のルドルフ・シェーンハイマーだったとする。彼はアイソトープの標識をつけたアミノ酸をマウスに三日間食べさせて、体内での分子のゆくえを観察して予期しない事態を発見したのである。

「アミノ酸はマウスの体内で燃やされてエネルギーとなり、燃えカスは呼気や尿となって速やかに排泄されるだろうと彼は予測した。結果は予想を鮮やかに裏切っていた。

標識アミノ酸は瞬く間にマウスの全身に散らばり、その半分以上が、脳、筋肉、消化管、肝臓、膵臓、脾臓、血液などありとあらゆる臓器や組織を構成するタンパク質の一部となっていたのである。そして、三日の間、マウスの体重は増えていなかった。

これはいったい何を意味しているのか。マウスの身体を構成していたタンパク質は、三日間のうちに、食事由来のアミノ酸に置き換えられ、その分、身体を構成していたタンパク質は捨てられたということである。

標識アミノ酸は、ちょうどインクを川に垂らしたように、『流れ』の存在とその速さを目にみえるものにしてくれたのである。つまり、私たちの生命を構成している分子は、プラモデルのような静的なパーツではなく、例外なく絶え間ない分解と再構成のダイナミズムのなかにあるという画期的な大発見がこの時なされたのだった。

まったく比喩ではなく、生命は行く川のごとく流れのなかにあり、私たちが食べ続けなければならない理由は、この流れを止めないためだったのだ、そして、さらに重要なのは、この分子の流れが、流れながらも全体として秩序を維持するため、相互に関係性を保っているということだった」（福岡２００９、２５９-２６０頁）。

福岡はこの発見を根拠にして、生物と環境との関係を次のように言う。

「環境は常に私たちの身体のなかを通り抜けている。いや『通り抜ける』という表現も正確ではない。なぜなら、そこには分子が『通り過ぎる』べき容れ物があったわけではなく、ここで容れ物と呼んでいる私たちの身体自体も『通り過ぎつつある』分子が、一時的に形づくっているにすぎないからである。

つまり、そこにあるのは、流れそのものでしかない。その流れのなかで、私たちの身体は変わりつつ、かろうじて一定の状態を保っている。その流れ自体が『生きている』ということなのである」（福岡２６１頁）。

このように、福岡は生命を「流れ」として見ることこそ肝要だとする。そして、福岡によれば、シェーンハイマーは、この「流れ」としての生命のあり方を「ダイナミック・ステイト（動的な状態）」と呼んだが、福岡は生命の均衡の重要性をより強調して「動的平衡（dynamic equilibrium）」と呼びたいとし、「生命とは動的平衡にあるシステムである」（同前書、２６２）とするのである。

2　永田和宏の「生命のうちとそと」論

このように、福岡は生命の本質として「流れ」を強調するのに対して、短歌でも有名な生物学者の永田和宏は『生命のうちとそと』において「流れ」のなかの「恒常性」にむしろ注目する。ホメオスタシス（恒常性）は、永田によれば、米国の生理学者のウォルター・キャノンが１９３０年に提唱した言葉であり、19世紀にフランスの生理学者クロード・ベルナールによって主張された生体の内部環境は外部から独立して営まれているという考えを発展させて、「同一（homeo）」と「状態（stasis）」という二つのギリシア語の組み合わせから造られた用語である。

永田によれば、ホメオスタシスは本来生理学の用語で主として個体レベルの概念として定着してきたが、細胞レベルでもそれを考えることは重要だとする。そして、生命が生命たりうる基本的条件を次のように述べている。

「生命が生命として成立するための基本条件は、『1．外界から区別された単位であること』、『2．

（遺伝子増幅によって）自己複製し、子孫を残せること』、そして『３．代謝活動を行っていること』である。特に代謝を行うためには、外部から不断に物質を取り入れ、内部の不要な物質、あるいは他の細胞（組織）が必要としている物質を放出しつづけなければならない。膜を介した物質ないしは情報のやり取りが必須になるのである」（永田２０１７、２５２頁）。

永田和宏は、こういった視点から外と内を区切る細胞膜に注目するのである。永田は特に福岡に触れているわけではないが、確かに福岡の言うような「流れ」の注目だけでなく、こういった区切りとなるものも生命の本質と言える。

「細胞は、外界の激しい変化を受容しつつ、あるいは内部的には分解と合成の代謝活動を常に行いつつ、しかし、自身の内部状態の恒常性を維持しつづけている。そのような細胞レベルの、そして個体レベルの恒常性の前提となっているものが、細胞膜であり、細胞膜の『閉じつつ開いている』という本質的な性質なのであった」（同前書、２５３頁）。

ここには、生命にとって物質代謝（メタボリズム）だけでなく、恒常性（ホメオスタシス）もまた、重要であることが語られているのである。そして、この恒常性の単位を形成するものも生命体の本質と言える。

「膜を介した物質の出し入れは、生命の基本的要件であるが、いっぽうで、そうした絶え間ない出し入れにも関わらず、全体としては内部状態が常に変わらないというのも、生命の基本的性格である。変わらないというよりも、変化を最小限度に抑えながら、平均して元と同じ状態を維持しようという戦略である。これを恒常性と言うが、この恒常性は、個々の細胞レベルでも、細胞の集合体である個体レベルでも、同様に維持されている」（同前書、253頁）。

ここには、恒常性と代謝の結びつき、さらにはそれらの前提として、細胞や個体が膜によって他から区切られる単位や統合体の存在が語られている。

福岡の「動的平衡」は、代謝と恒常性の統合の一面はうまく表現しているが、永田が強調した「閉じつつ開いている」という細胞膜が確保しているもの、つまり個的なもの、統合体、さらに言えば主体を形成するイメージを表現できていないのではないか。生命は統合体、主体の構造の再生産という視点も重要だろう。

以上、福岡と永田の生命についての議論を見てみたが、両方を補完的に位置付けてみると、生命がより見えてくるように思われる。

3　アントニオ・ダマシオの「ホメオスタシス」論

ところで、神経科学者のダマシオは、近著『進化の意外な順序』で、私が思うにホメオスタシス（恒常性）の理解を従来より深めることによって前述の福岡と永田の生命観をより深めることになっていると思われる。それとともに、後述するように心の起源につながる視点を提起している。そこで、少し詳しく彼の議論をみてみたい。

まず、ダマシオはホメオスタシスの通常の理解を批判する。

「ホメオスタシスと生命活動の調節は、普通は同義と見なされている。これは、従来のホメオスタシスの概念と一致する。従来の概念は、あらゆる生物が持つ、化学的作用や一般的生理機能を、生存に適した範囲内に継続的かつ自動的に保つ能力と見なす。そのような狭義のホメオスタシスの概念は、この語が指し示す現象の複雑さと広大さを正しく捉えているとは言えない」（ダマシオ２０１９、62頁）。

このように述べて、ダマシオは彼の理解するホメオスタシスをつぎのようにのべる。

「生命のプロセスには、バランスの維持以上の機能がある。細胞は、いくつかの『安定した状態』を取りうるが、その能力がピークの状態にあるとき、正のエネルギーバランス、すなわち生命を最適化し、未来に向けて発達する余剰がもっとも得られやすい安定状態へと自然に向かう。その結果、細胞は繁栄を享受できるのである。（中略）何があっても生存し未来に向かおうとする、思考や意思を欠いた欲求を実現するために必要な、連携しながら作用するもろもろのプロセスの集合を、ホメオスタシスと呼ぶ」（同前書、48頁）。

ダマシオはこのようにホメオスタシスを捉え、生命活動はその誕生からホメオスタシスの規則に支配されてきたと言う。彼は、ホメオスタシスを広く理解して、それは、環境との関係において生物の「生存を維持し、未来に向けて発展させるべし」とする生物の目的・欲求を実現するためのプロセスを指すもので、細胞レベルですでにこれは働いている、と言う。彼は、ホメオスタシスが物質代謝活動とともに、進化を通じて生物、特に動物に神経組織の発達をもたらし、より環境に適応していくなかで、さらには高次の中枢神経系、脳を生み出すことになり、そして哺乳類に意識や心、さらには人間に精神をもたらした、と考えるからである。こういったユニークな彼の考えをもう少し詳しく彼の言葉に沿って見てみよう。

ダマシオはまず、最初の生命体である細菌の生命から考えてみる。細菌は現在でも地球上でもっとも数が多いだけでなく、進化の長い歴史を通じて私たち人間のなかにも取り入れられ、体の一部を構成してもいる。人体には、人の40兆個の細胞よりも多くの細菌の細胞が存在する。いわば、細菌は生命史における成功者なのである。細菌は心がないにもかかわらず、ホメオスタシスを背景にして、自己保存しつつお互いに連携して、生存と繁殖において大成功を収めたと言えるのである。

ホメオスタシスの働きこそが、生物に神経系を備えるようにし、そして、その結果、身体のホメオスタシスの状態を反映する感情も生まれたとダマシオは考えるのである。

「私たちは、生命の誕生以来ホメオスタシスが作用してきたことを知っている。しかし、感情、すなわち生体内の瞬間的なホメオスタシスの状態を主観的に経験することは、生命の誕生とともに出現したわけではない。私の考えでは、感情は生物が神経系を備えるようになってから出現したのであって、その起源は、生命の誕生よりはるかに最近の、およそ6億年前に求められるにすぎない」(同前書、41頁)。

ホメオスタシスが、多細胞生物がより環境に適応していくために神経系を生み出し、そしてさらに一層の適応の過程において、神経系の複雑化は心の始まりと言える感情を生み出すように高度化することになる。従って、人類の感情は、さかのぼれば原始の生物のホメオスタシスにつながっているのである。

「神経系が私たちの心の働きを実現している点に疑いはない。だが、神経、脳、極端なケースでは大脳皮質を中心に据えるこれまでの見方に欠けているのは、神経系が身体のアシスタントとして誕生したという事実である。つまり、組織、器官、系が所定の機能を実行し、環境との関係を維持するために、専門の調節システムを必要とするほど複雑化し多様化した身体の生命プロセスの調整者として、神経系は誕生したのである。神経系は、この調整を達成するための手段であり、かくして複雑な多細胞生物の不可欠な構成要素となったのだ」（同前書、85頁）。

神経系はさらに人間及びそれに近い動物においてはより複雑化し、感知した物体や出来事をマップする能力が出現し、さらに複雑化した神経系によって記述されたマップは、心の構成要素であるイメージを経験させることになるのである（ここには、さきにデカルトが提起した心と身体の関係の問題についてひとつの解決が提案されていると考えられる）。

「神経系が、生体の内側と外側の両方で感知した物体や動きの様々な特徴に反応する能力を獲得してから長い時間が経過したあと、感知された物体やできごとをマップする能力が出現する。これは、単に刺激を検知して相応のあり方で反応する作用を支援するだけでなく、神経系が神経回路に配置された神経細胞の活動を用いて、空間内で生じた事象の輪郭を表すマップを描き始めたことを意味する。（中略）さらに、生体内の『事象』、すなわち内臓やその作用をもとに構築されたマップを想像してみよう。こうした複雑に絡み合った神経活動の記述、すなわちマップは、私たちが心のなかでイメージとして経験するものに他ならない。各感覚モードのマップは、イメージ形成の基盤であり、時間の経過に沿って流れるそれらのイメージが、心の構成要素をなしている。それは複雑な生物に生じた革新的な一歩であり、ここまで述べてきた身体と神経系の連携の結果なのだ。この一歩がなければ、人間の文化は決して存在し得なかっただろう」（同前書、95–96頁）。

こういった、生命の起源と意識や心的状態の出現とは連続しているという見解はダマシオの最も重要な視点なので、似たようなことを述べている箇所をもうひとつ引用しておこう。

「単細胞生物や植物による感知や反応と、心的状態や意識の間にある大きな生理的、進化的差異は、前者と後者が無関係であることを示唆するのではない。それどころか心的状態や意識は、神経系を持たない単純な生物に見られる戦略やメカニズムを、神経系を持つ生物が精緻化することに依存しているのだ。進化には、この精緻化は神経束、神経節、中枢神経系の神経核で起こり始め、やがて通常の意味での脳に生じるようになる」（同前書、１９６頁）。

このような細胞による感知から完全な心的状態へと至る過程の中間諸段階におけるもっとも重要なものが「感情」であるとするのも、ダマシオの主要な主張なのである。ダマシオは研究のかなり早い段階から理性と感情を対立させることに反対し、感情が理性をサポートする場合の大きな意義を強調してきた。

「感情は中核的な心的状態であり、意識が宿る身体の内的状態という基礎的なコンテンツに対応する唯一の核心的な心的状態だとさえ言えるかもしれない」（同前書、１９６頁）。

現在の内的な生命活動の状態を示す感情は、生命体自らに関わる重要なことを浮かび上がらせ、それへの対応から生命体の「主観性」が生まれ、さらには生物学的進化だけでない文化的進化が開始されてくるというのである。

「主観性は、イメージ、心、感情に対し、新たな性質を付与する。その性質とは、これらの現象が生じている生体に対する所有の感覚と、個体性（individuality）の世界への参入を可能にする『私有性（mineness）』である。心的経験は心に、無数の生物種に利点をもたらしてきた新たなインパクトを与える。人間にとって心的経験は、熟慮に基づく文化の構築の梃子になる。痛み、苦しみ、喜びの心的経験は人間の欲求の基盤をなし、文化的な発明の足がかりになる。その意味でこの経験は、自然選択や遺伝の働きによってそれまでに構築されてきた種々の行動とは鮮やかな対照をなす。生物学的進化と文化的進化という二つのプロセスのあいだに横たわるギャップは非常に大きいため、双方の背後にホメオスタシスの力が厳然と存在する事実が忘れやすい」（同前書、１９７頁）。

そして、ダマシオは、この「主観性」が生まれることによって、ある種の脳を備えた生物が、周囲の世界、過去の記憶された蓄積、自己の内界との相互作用を通じて自ずと「ナラティヴ（物語）」を構築するようになると考えるのである。

ダマシオの考えるホメオスタシスの視点からするならば、人間の文化を生み出すような心や精神もその起源を辿ると、人間に類似なサルの仲間を超えて、原始の生物にまでつながることが理解できるのである。

ちなみに、ダマシオにとって、生物における「複雑性」とは、機械論的に単純な要素に還元できるものではなく、「創発的」なものであると考える。「全体構造が小さなかたまりから大きなかたまりへと移行するにつれ、創発的に新たな機能が出現することこそが複雑性の特徴なのだ」（同前書、87頁）。ダマシオの生命観にはホメオスタシスとともに「創発的」という考えが重要な役割を持っており、次のような興味深い生命観が語られることになるのである。

「生物の生命には、それを構成する細胞の生命の総和以上の何かがある。生物には包括的な生命、言わばグローバルな生命が存在するのだ。この生命は、自身を構成する細胞を超越し、一方ではそれを利用し他方ではそれを養うことで、互いの利益を与え合う。このリアルな『複数の生命』の統合は、まさしく現代の複雑なコンピュータネットワークには不可能なあり方で、一個の生物の生存を可能にする」(同前書、87頁)。

ダマシオのホメオスタシスという概念を手掛かりに見てきたように、人類の精神はさかのぼれば、生命の起源にまでつながっていることが理解される。この視点は「人類の精神史」を考える上で押さえておくべきものと思われる。

コラム 1　うつ病の起源

これまでに、ダマシオなどに依拠しながら、進化論的視点から人類の精神の萌芽が生命誕生における細菌などのホメオスタシスにまで辿りうることを述べてきた。こういう視点からすると、人類の精神の病は人類誕生以前にもその起源を考えてみることができるのではないかという思いが浮かぶ。

ちょうどこういった問題意識に近い仕方で、ＮＨＫが「病の起源」（２０１３）というシリーズ番組のなかで「うつ病――防衛本能がもたらす宿命」というテーマが放映された。それで、これについてコメントを交えて少し紹介してみよう。

番組は、人間の場合、大脳の内の古皮質や大脳辺縁系と呼ばれる欲求・本能を司る部位があるが、その大脳辺縁系のなかに偏桃体というものが存在しており、これがうつ病に関係しているという前提で話を進める。人間ではこの偏桃体の興奮で副腎からコルチゾールやアドレナリンという一種のストレスホルモンが分泌され、血圧上昇や血管の収縮などを行って運動能力を高める。これは魚などでも同じで魚も天敵に出会うと偏桃体が反応してストレスホルモンを分泌して体を活性化して逃げる。しかし、１ヶ月間、天敵と同じ水槽に入れられた魚は過剰のストレスホルモンで鬱的になりほとんど運動しなくなる。つまり、もともと危機回避の防衛本能として働いていたものが、危機的状態が継続すると、エネルギーが不足して脳神経が委縮するからだと番組では紹介されていた。

こういったことから番組では、うつ病の人類史的起源をたどろうとするが、魚類の登場において脳が形づくられ偏桃体が天敵からすばやく逃れるために機能することに遠因があるのではないかとする。魚の段階では、この扁桃体の興奮は、天敵との遭遇という危機的状況に限られていたのだが、これが哺乳類に進化するとそれ以外の状況でも偏桃体が興奮するようになる。とくに、高度に社会性を持った哺乳類は孤独により不安や悲しみを感じ、扁桃体の過剰興奮でうつ病になると語られる。そして、人類の誕生以来、天敵、孤独　記憶、言葉が生まれ、次第に人間相互の間のストレスがうつ病の発生の原因としての比重を高めてくる。たとえば、記憶に関して言えば、トラウマ的な過去の恐怖体験で、扁桃体が海馬と連動することで強烈な記憶となり、思い出すことで何度も扁桃体が興奮しうつ状態になるという。これらの要因は、本来は生き残るための防衛本能なのに状況によってうつ病が引き起こされるのである。

しかし、それは狩猟採集社会までは、協力して得られた獲物は全員で平等に分配するなど一種の平等主義によって、ストレスを解消して扁桃体の活動を抑制していたとされる。つまり、わけ隔てのない平等なつながりがうつ病の発症を避けることにつながっていたのではないか、とする。

これに関連する日本で行った興味深い実験がある。獲得したお金を他人と分配する際に、自分が多く取って得をする場合も、少なく取って損をする場合も扁桃体は大きく興奮するのに対して、ほぼ同額で分け合った場合に最も扁桃体の興奮が小さかったという結果が見られた。そこから平等にシェアするということが最もうつ病の発症に遠いらしいのである。

しかし、メソポタミア文明、つまり農耕革命以来、文明、階級社会が形成されるにつれて平等社会が破壊され、それにつれて再びうつ病が発生してくるのである。とりわけ、現代社会においては建前として平等が語られる反面、様々な機会で競争をあおられ、不平等な実態が深刻になり、それがうつ病を多発させているのでは、と考えられるのである。従って、現代社会におけるうつ病の克服には、平等な人間関係の志向と競争主義の抑制が重要だと私なりに思うのである。

――第2章
人類の生活史を踏まえた精神史の素描

人類の精神、心、意識がどのように変化してきたかを考える前提として、人類もまた生物であり、前章でダマシオに即して見たように人類の精神もまた生物進化の延長上に生まれた神経系の複雑化を背景にしていることを忘れてはならない。そうである以上、食物取得活動を中心とする衣食住の生活が基礎にあり、それがどのように変化してきたかを大きく捉えながら精神史を考える必要があろう。前章で、細胞レベルにも共通する生命（life）の本質を見たが、同様に生活（life）は、環境に適合する仕方で、生物に固有な物質代謝（メタボリズム）、生物恒常性（ホメオスタシス）、遺伝の三種類の要素からなりたっている。私は、人類の生活様式の変化もまた環境への人間（個人・社会）の適応であり、主にホメオスタシスを軸にした物質代謝のあり方（様式）に現れるので、それに着目することが重要と考えている。従って、主に食物を取得するあり方（労働様式）に媒介された人間と自然の物質代謝の大きな変化・転換に注意しながら、人類史を簡単に見てみたいと思う。そうすると、その際に大方の人にとって容易に目につく変化は、第一は、狩猟採集という物質代謝様式から農耕・牧畜という物質代謝様式への大きな変化であり、第二は、近代に始まる農業社会から工業社会への転換における物質代謝様式の大変化である。これらに留意しながら人類史を素描してみる。

1　狩猟採集時代

（i）700万年前、人類（猿人）誕生

人類が、700万年前に、類人猿と共通の祖先からオランウータン、ゴリラ、そして最後にチンパンジー（また、ボノボ）の順に彼らから分かれたことはDNAから明らかのようである（なお、すでに述べたように人類のDNAとチンパンジーのそれとは98％以上共通）。そして、人類以外の類人猿が森にとどまったのに対して、人類はサバンナの草原に出て二足歩行と道具使用と家族・群れという社会性によって生存を確保し、彼らとは別の道を歩き始めたと言われる。つまり、人類の祖先にとって森のような逃げ場のないサバンナで他の動物の攻撃から身を守るためには、お互いに協力すること（社会性）が不可欠であった。この特徴は、人類史を貫くもので、人類の精神の基底をなすと思われる。

二足歩行は、手を自由にし、棒切れや石などを道具として採集狩猟の活動に利用することができた。道具使用、さらには道具製作活動の始まりは、チンパンジーにもみられ、たとえば、木の実を石でたたいて中身を出すことをしたり、シロアリ塚でアリを取るためにあらかじめ草の茎をアリ塚に差し込みやすいようにさばいて持っていくことなどが知られている。ただ、人間の場合には、自由な手による道具使用や製作活動が恒常化している点でチンパンジーとは違うレベルにある。特に道具をつ

くる際には、あらかじめ出来上がったものをイメージすることが必要となり、イメージを固定する言語の登場と関わっている。この点で労働における製作物という目的志向とコミュニケーションにおける対象指示のイメージを通じての重なりがあり、ここに人類に固有な言語の起源がある。そして、労働（対自然関係）の手段である道具とコミュニケーション（対人関係）の手段である言語の発達の相乗化が起こることになった。このことが、すでにチンパンジーなどの霊長類に生まれていた心や意識の萌芽が急速に人類において発達する契機になったと思われる。人類における道具活動やコミュニケーション活動は、長い狩猟採集時代のある時点で、人類の生活様式を「狩られる立場」から「狩る立場」へと転換することを可能にした。

この転換点は、これまであまり重要視されていないが、私は人類の精神史という視点からすると、もっと注目されてもよいのではないかと思っている。

狩られるヒトから狩るヒトへ

ドナ・ハートとロバート・サスマンが『ヒトは食べられて進化した』（原題：Man the Hunted）という本で、「狩るヒト（Human the Hunter)」に対して「狩られるヒト（Human the Hunted)」という人類のあり方を様々なデータに基づいて提起した。ここから、人類学者のレイモンド・ダート以来、広く通念として定着してきた「狩猟仮説」による人類史の捉え方、すなわち、もともと狩りの捕食者として出発した人類は、次第に武器を狩りの動物から仲間への攻撃に用い始め、血なまぐさい戦いの歴史が人類をつくったという人類史の見方を批判することになった。つまり、狩りの高度化によってライオンなどの猛獣さえも人類を恐れるようになる以前の人類の生態系の位置は、長い生物学的な弱者の立場があったということなのである。これは、人間の臆病さと大胆さといった感情の両面性（羊と狼）とともに、また豊かな多面的な感情をつくり出すことになったと考えられる。

人類の心的なものの深層に、弱者と強者の両面の構造を深く刻み込み、アイヌやマタギによる熊への両義的態度に見られる他の動物への関わりの意識に複雑さをもたらし、後の倫理的・宗教的意識の背景を育んだのではないかと、私はアニミズムなど自然崇拝の最も古い起源はここにあるのではと思うのである。

（ⅱ）２００万年前、世界各地へ

上記のように複雑で多面的な感情をもちつつあった人類は、道具と言語のさらなる発達や協力活動を発展させるとともに、様々な自然環境に適応できる潜在力を準備することになる。そして、人類の祖先は、およそ２００万年前にアフリカを出て、アラビア半島を経由して世界各地に散っていった。このことは他の類人猿にはない、人類に固有な〈移動〉の能力として興味深いと言えるかもしれない。つまり、人類は様々な自然環境に適応する力を獲得しつつ、その地に固有な生活形態つくっていったと言えるのである。

（ⅲ）25万年前、現生人類（ホモ・サピエンス）の誕生

生物学的に言って現代人と同じ人類であるホモ・サピエンスは25万年前にアフリカで誕生し、その後ユーラシア大陸の各地へ移動して行ったとされる。ヨーロッパを中心に先住していたネアンデル

タール人とは、現在のレバノンあたりのアナトリアで遭遇したようである。そして、長い期間ネアンデルタール人とすみ分けして生活していた。このころまでにはホモ・サピエンスは、おそらく死者の埋葬なども行っていたと考えられているので、より複雑な心・精神のレベルが現れつつあったと言える。ちなみに、ネアンデルタール人もまた埋葬したとされるが、言語によるコミュニケーションはホモ・サピエンスに比べて不得意であったようである。この言語の質の問題はコミュニケーションの問題だけでなく、これが想像力の問題とも関わってくることになり、その後、ネアンデルタール人とホモ・サピエンスの運命を分かつものになった。

ＮＨＫスペシャル（２０１8年5月13日放映）の「人類誕生　第二章　最強ライバルとの出会い」で、ネアンデルタール人が滅び、ホモ・サピエンスが生き残ったのはなぜかと問う番組を最新の人類学の知見をもとに説明していた。それによると、ネアンデルタール人とホモ・サピエンスは、知力はほぼ同じぐらいで、体力ではむしろ前者が勝っていたが、集団力ではホモ・サピエンスが勝ったことを原因としていた。ネアンデルタール人は家族レベルの共同性しかなかったが、ホモ・サピエンスには、家族を超えた集団の共同性（社会性）があり、これによる協力活動が大きな力を発揮することになったと結論づけていたが、これまでみてきた視点とも合致するものと思われる。

コラム２　狩猟採集時代の「兆候への敏感さ」と統合失調症

中井久夫は『分裂病と人類』の「第一章　分裂病と人類——予感、不安、願望思考」において、まず「分裂病」（現在では、「統合失調症」）の特徴として、次のようなことを述べている。

「私は一方では、分裂病になる可能性は全人類が持っているであろうと仮定し、他方では、その重い失調形態が他の病いよりも分裂病になりやすい『分裂病親和者』（以下、S親和者とよぶ）を考える。軽い失調症状態ならば軽うつ状態をはじめ、心気症などいろいろありうると思う。

分裂病親和性を、木村敏は人間学的に『ante festum（祭りの前＝先取り）的な構えの卓越』と包括的に捉えたことは私の立場からしてもプレグナントな捉え方である。別に私はかつて『兆候空間優位性』と『統合指向性』を抽出し、『最も遠く最も香《かす》かな兆候を最も強烈に感じ、あたかもその事態が現前するごとく恐怖し憧憬する』と述べた（兆候が局所にとどまらず、一つの全体的な事態を代表象するのが、『統合指向性』である）」（中井1982、8頁）

中井は、最古層のヒトである採集者は狩るよりもまず他の動物に狩られる存在であったと考え、ブッシュマンなどの例から彼らが危険な動物からいかに身を隠すことにたけているかに注目する。中井は、S親和者が、いちはやく危険性を察知して不安を持って隠れる点に、こういった最古の採集者に通じる姿を見るのである。狩猟採集時代には、徴候的なものに敏感であることが生きる上で必要であり、S親和者に特徴的なこの敏感さは狩猟採集時代の生活の仕方に適合的であったと考えた。

しかし、農耕時代の到来とともに「兆候への敏感さ」よりも「願望思考」が前面に出て事態は一変してくるが、農耕の始まりの前の洞窟壁画にすでにそれがみられると考える。

「おそらく狩られるものから狩るものへのヒトの転化――それは狩猟獣から始まったという憶測がある――とともに、新しく『願望思考』が登場する。アルタミラの洞窟をはじめとする旧石器時代狩猟民の絵画は、獲得すべき獣をすでに描いておくという『願望思考』によって説明されている」(同前書、18頁)

このように中井は述べて、こういった願望思考は、農耕社会で一層発展して、S親和者には新たな不安定要素を付け加えることになるとする。

（iv）5万年から7万年前、現生人類の精神・心の形成

現在から5万年から7万年前、つまり、農耕革命が開始されるおよそ1万数千年前のさらに数万年前に、考古学や人類学などでしばしば「意識のビックバン」や「創造的爆発」と呼ばれているような人類の意識・心の大きな飛躍があり、想像力や技術的能力の高度化があったと推定されている。

このころになると、ラスコーの洞窟壁画、埋葬の装飾品、狩猟道具の高度化などにみられるように、

しばしば前述のように呼ばれる人類の意識・心の飛躍的変化が起こり、心の働きも基本的に現代人と同じだと言われている。おそらくこの段階で、人間に固有な想像力（構想力）が開花したのではないか。この点で、長年のチンパンジーの研究から松沢哲郎が、チンパンジーと人間を区別する能力として想像力を挙げていることを思い起こす（松沢２０１１）。

そして、この想像力は洞窟絵画から始まって次第に集合意識に働きかけ、三木清が『構想力の論理』の筆頭で神話を置いたように集合表象としての神話を形成していくことになったのではなかろうか。この神話の集団的共有が共同体と協力の拡大をもたらす上で大きな役割を果たしたと考えて、歴史の発展をこの視点から展開したのが、世界的なベストセラーになったユヴァル・ハラリの『サピエンス全史』である。

私は、上野の国立科学博物館のラスコー展（２０１６）に行って、ラスコー洞窟の絵や記号について具体的なイメージを持つことができた。牝牛や馬などの絵の迫力には圧倒されるものがあった。今日的な意味での芸術としての絵画の始まりというよりももっとスピリチュアルな性格のもの、つまり、あえて言えば、呪術的な性格を持つものと言えるような印象を持った。この「意識のビックバン」と呼ばれるものが起こった背景を私は次のように考えたい。

それ以前の加工物は石器しかないわけであるが、この時期には、狩りの道具についても非常に精巧な石器になっているし、同時に実用的ではないような狩りの道具や装飾品も多く発掘されている。狩りなどの石器が文字通りに実用的に道具として機能しているなかで、次第にシンボルとしても機能することも起こってきたのではなかろうか。そうすると、コミュニケーションの媒体である言語はもともとシンボルとしての機能があり、言語と道具（労働用具）の心的な混同が起こってくる。労働用具が労働活動によって物を改変するように、言語もまた特別な「語り」という言語活動によって物を改変できる可能性が考えられるようになる。これが呪術の発生の背景にあるのではないだろうか。従って、呪術は想像力の発達と非常に深く内的連関があると言える。

狩猟採集時代の平等主義　最後に、狩猟採集時代の精神・心を特徴づけるものとしてしばしば強調される「平等主義」ということに触れておく。狩猟採集民における平等主義は、現在世界各地で少数ながら生活し維持している狩猟採集民の研究の蓄積や、ゴリラやチンパンジーやボノボなどと人類の霊長類学における比較研究から、この狩猟採集時代の平等主義はすでにほぼ定説になっていると言ってよい。

狩猟採集民の少数の家族からなる遊動集団はバンドと呼ばれるが、バンド社会は獲得した食物を構成員で平等に分配する「共同寄託」というシステムを持っている。これが彼らの平等主義の原点にある。そして、バンドが他のバンドとの社会的関係を形成していく際には、「互酬性」と呼ばれる贈与のやりとりが大きな役割をしたとされるが、これもまた平等主義に基づくものが原則であった。そして、この平等主義が次に来る約１万年前の農耕革命という物質代謝様式の大変化によってもたらされる社会制度によって大きく破壊されることになる。人類誕生が７００万年前、ホモ・サピエンス誕生でも25万年前とするならば、この平等主義が続いた長さを常に念頭においておく必要があるだろう。

2　農耕革命以後――文明の誕生

(i) 地縁共同体、都市、国家の誕生

狩猟採集しつつ定住や部分的な農耕が始められ、部族社会が拡大してくる。血縁による共同体だけでなく血縁を超えた拡大した地縁的な共同体が営まれるようになる。この農耕・牧畜の開始は、地球規模での寒冷化ということが言われるが、また、前述の「意識のビックバン」と呼ばれる意識の飛躍も背景にあったと言えよう。

農業の始まりは、人類史上、様々な意味で大きな変革をもたらすことになるが、英語で「ドメスティケーション(domestication)」(日本語で「植物栽培及び家畜飼育」を意味する)と呼ばれる技術によって、食料取得に関して、遊動的な狩猟採集から定住した生産のあり方へと物質代謝様式の点で画期的な変化がもたらされたのである。ドメスティケーションとは、人類が野生の植物や動物を自らにとって利益をもたらすように意識的に改変し、相互の共生関係を成立させることであり、その結果有用な作物や家畜が生まれたのである。

ドメスティケーションが技術(技能)史的視点からみて興味深いのは、農業の始まり以前には、石器や木材の加工にみられるように主に広い意味で物に対する工的技術(技能)のみであったのが、新たな技術(技能)としての農的技術が付け加わったことである。これは、ある意味で動植物(生命体)、

さらには生態系との共生の技術・技法の始まりで、それ以前になかった生産技術という技術水準がもたらされたのである。

最近の研究が明らかにしているように、ドメスティケーションは、狩猟採集時代にすでにあった人間と特定の野生動植物（典型的なのは、犬の祖先であるオオカミであろう）との長い無意識的な「共生的」関係の結果において生まれた一面も持つ。放牧などによく見られる人、犬、羊（牛）などの三者の関係はそれを暗示しているように思われる。

農業の開始が人類史においてその意義が大きいのは、人間―自然関係にかんして、良くも悪くも人間と自然の分離が始まっており、人間による自然への主体的な働きかけが始まったということである。狩猟採集時代のように、ほぼ全面的に自然生態システムの循環のなかにいるという状態ではなくなることである。人間と自然の分離は、自然生態系との関係では、積極面と否定面があるが、近代以前では、村落共同体の祭祀や慣習がその否定面の拡大を抑制するホメオスタシス的な役割を演じていたと思われる。しかし、近代以降の「進歩主義」的な啓蒙思想は、近代科学の登場もあって「文明と野蛮」図式にとらわれて、人間が意識的能動的に自然に働きかける積極面は強調したが、後述するように、その分離が物質代謝の亀裂にまで至り、環境問題を発生させる否定面はみていなかったと言える。

農耕革命以来、自然生態システムの一部を社会システムの論理（都市や国家などの論理）によって部分的に改変・社会化し「第二の自然」としたことによって、自然生態システムから独立した社会システムの論理が機能し始めた。農耕革命によって社会の新たな物質代謝様式が生み出され、社会の新たな次元のホメオスタシスが働き始めたのである。これまでにない社会化された自然と人間社会の相互作用、「共進化」が始まる。つまり農業は、個別の動植物との共生を基礎にして、それら動植物を取り巻く自然生態系と社会の「共生」関係をつくりだす。それとともにまた、共倒れの可能性も生み出す。

つまり、生産力の増大は、その社会独自の発展論理を生みだすとともに、環境史研究が示したように、幾つかの地域では、早い時代から森林破壊や砂漠化などすでに様々な自然生態系や環境の破壊が引き起こされ、都市や国家の崩壊が起こることになった。しかし、全体としては、農耕によって生産力の増大と人口増加が急激にもたらされたのである。

農業による生産力の増大は、余剰生産物を生み出し、社会のあり方も大きく変化させる。血縁に依拠した部族的共同体を超えた農耕共同体を生み出し、それらを基礎にした連携のなかで、小さな国の始まりとも言える卑弥呼の邪馬台国のような共同体の統合体が生まれてくる。灌漑事業や防衛や祭祀などを指揮する集団と、直接生産に関わる集団の区別が支配と従属を生み出していき、さらには強力な共同体と弱小共同体との支配従属関係が広がり、支配意識と従属意識が生まれる。そして、社会制度としての階級社会が生まれ、都市国家、領域国家を生み出していくことになる。社会内部では、不平等が拡大し貧富の格差や欲望の肥大化や抑圧が生まれ、外部に対しては戦争が生まれてくる。狩猟採集時代にもいろいろな争いや暴力もあったと思われるが、国家間の戦争というものは農耕革命以来の出来事である。

こうした農業社会のネットワークの核に都市を持ち、国家によって統合されることを背景にして「文明」というものが生まれることになる。後に、西欧近代化における植民地主義などによって、「文明」と「未開・野蛮」の対立図式が創られて、18世紀後半から20世紀前半までは、「文明」の積極面がもっぱら語られたが、今日ではその負の面も見られるようになってきた。

コラム3

文明化と精神の病

中井久夫は、農耕牧畜による生活の大規模な変化、つまり「文明化」は、時間の観念の変化をもたらし生活の強迫性をもたらし、その結果、精神の病をもたらしたとする。

「狩猟採集民の時間が強烈に現在中心的カイロス的（人間的）であるすれば、農耕民とともに過去から未来へと時間は流れはじめ、クロノス的（物理的）時間が成立した。農耕社会は計量し測定し配分し貯蔵する」（中井1982、20頁）。

農耕社会では未知な事態の兆候を感じ取り、それに敏感に対応するよりも、同じ作業や手順の繰り返しで安定した生活を実現しようとするが、農耕社会の延長である近代以降の社会もこの点では似ており、同じことの繰り返しを求められるとする。このことは、S親和者（分裂病親和者のこと）には生き難い強迫性の状況を生み出すと中井は考えるのである。

「農耕民の世界が強迫的であることは、むろんその成員が強迫症者であることを意味しない。むしろ、小動物の狩猟採集が人間のなかからS親和性を抽出し、狩猟獣に倣っての大動物狩猟がそれに願望思考——偏執症の特徴——の色調を添えたように、農耕（と牧畜）は人性のなかから強迫症を引き出したというべきである」(同前書、21頁)。

中井はこの農耕社会以来の生き難い強迫性が、統合失調者の社会復帰の困難さをなしていると考える。そして、中井は、統合失調症の患者の場合、寛解期が重要だとして、とくにこの患者の特質である、徴候を読み取る敏感さや繊細さの現れを「心の生ぶ毛」と呼んでこれが擦り減らないように対応しなければならないとしているのは、印象的な表現で興味深い。中井の統合失調症の患者への優しい眼差しには大いに共感するものであるが、ただ、農業の営みのあり方を直接強迫症に結びつけていることには疑問を感じる。中井によれば、「農耕民とともに過去から未来へと時間は流れはじめ」というが、農耕民の時間は基本的に季節の循環に基づく循環する時間であり、上記の時間の「流れ」はやはり近代的な時間の観念であり、また一部の宗教の終末観念にみられる時間観念であったのではないかと思う。また、農業のあり方もいろいろで、農耕が始まった当初、まだ階級がなかった頃と、階級社会が生まれ絶えず余剰生産物の増大を求められる状況になった頃とのあり方は相当違うものと言えるのではないだろうか。

ところで、次に引用する「技術の一身具現性」を巡っての歴史の展開についての中井の考えも刺激的で有意義ではあるが、少し単純化しているように思われる。

「私はここで人類が狩猟採集段階から山地農耕段階へ進み、いくつかの中間段階を経て工業化社会に至るのが進化だと考えているわけでもなく、その逆に狩猟民を美化するつもりもない。言えることの一つは、技術の一身具現性においては最古の段階がきわだって卓越していることで、現代はこの一身具現性を犠牲にしてかつての身体の持つ技能性をことごとく外化させた（だから、裸のわれわれはどうしょうもない抜け殻的存在だ）。しかし、この過程、戦争を生み階級を生み地球表面の大規模な破壊を行った過程は、はたしてホームランであるのかホームランとまがう大ファウルであるのか」（中井久夫『新版 分裂病と人類』東大出版、22頁）。

中井久夫と木村敏はいずれも人類の「文明化」と精神病の起源を関係づけている点で、共通しているが、中井は農耕以降にそれを見るが、木村は農耕以前に人類が道具づくりなどで自然から離反することをすでに文明化と見て、この段階の自然離反からすでに人類の異常性は始まっているとする。

木村は、「文明の進歩はそのまま人類の異常性の量的増大を意味する」（木村１９７５、３６４頁）としている。そして、「この人類全体の異常性の量的増大と個人における質的な異常、ことに狂気とよばれる異常とは、どのような関係にあるのか」と問う（木村１９７５、３６５頁）。

私たちは、中井や木村が言うように確かに、農耕以来の文明の歴史の展開を単純に発展と見るのでなく、「ホームランとまがう大ファウル」あるいは「人類の異常性の量的増大」と見る見方もまた必要であろう。歴史において繰り返された戦争や大量虐殺、近くはナチスの冷静なユダヤ人抹殺の試みや核爆弾の投下を思い起こすときその見方も理解できよう。ただ、私としては、この歴史の展開は出来事についての人びとの経験と学習と交流を通じて賢明さや知恵の増大をももたらしてきたと考えることができるのではないかと思う。

（ⅱ）普遍的救済のための精神革命――「枢軸時代」

農耕革命は国家を生み出し、長い狩猟採集時代の平等な人間関係を破壊して支配―従属関係に置き換え、不平等を制度化し階級社会、文明社会を形成した（ただ、インダス文明についてはその遺跡から他の文明に見られるような神殿や王宮が見られず、当初の文明社会がすべて階級社会であったという判断は留保する必要がある）。これにともない、余剰生産物とともに、他面で貧富の格差、他者の抑圧・殺害や国家同士の戦争が組織的に行われるようになる。

同時に注目すべきは、貨幣が発明されその使用も広がり始めたことである。カビール・セガールによれば、硬貨が発明されたのは、紀元前７００年ごろアナトリアのリビア王国だ。彼はまた次のような興味深いことを述べている。

「お金は宗教の誕生や普及を促したのではないかと一部の学者は主張している。ギリシアやインドや中国で貨幣が発明された頃、ピタゴラスやブッダや孔子などの指導者には弟子の集団が従うようになった。お金の取り扱い方は、多くの宗教の教えの中心的テーマになっている。たとえば、新約聖書のマタイによる福音書では、10のたとえ話のうち八つがお金や富について何らかの形で言及している。そうなるとお金は信仰の形成に関わっている可能性がある」（セガール２０１６、24頁）。

お金の登場は、新たに生まれた支配欲や土地の占有への欲望とともに狩猟採集時代には見られなかった新たな欲望の複合体を形成することになろう。

こういった状況のなかで、哲学者のヤスパースによって「枢軸時代」と呼ばれたある種の「精神革命」の時代が起こる。ブッダや孔子やソクラテスやキリストなどの偉大な宗教者、思想家が、いまから２５００年前ごろから５００年ほどの間に四大文明の近縁において輩出する。彼らは、戦争や階級社会の支配―従属関係がもたらす人びとの苦悩、とりわけ貧者の悲惨な状態を真剣に考え、部族的な宗教を超える普遍的宗教や普遍的世界観を求め、たんなる技術的知識でない道徳性に裏打ちされた知恵ともいうべき深い精神世界を開示したのである。これらの宗教・哲学思想はコスモスにおける人間存在の意味や人生の偶然性に関わって人びとの病や悲しみ、老いや死といった人びとの苦難や悩みに対して想像力に満ちた応答を行った。とりわけ注目すべきは、この精神革命の多くは、狩猟採集時代の失われた平等主義をその精神世界の深みにおいて「救済の平等」として回復・深化し、人びとの本来の生き方を提起したことで、多くの民衆のこころを揺さぶることになった。

それらが、ヤスパースが言うように、今日にいたる人類の精神史の「枢軸」になったという見解は正当であると思う。しかし、日本の封建的身分社会の時代において民衆の現実的な解放を主張した安藤昌益が言うように、これら「聖人」の教えはまた、国家の支配体制をイデオロギー的に補強するものとなったということも否定できない。ただ、単に支配のイデオロギーに堕したわけではないのは、その後の歴史において宗教的な民衆一揆などにみられるように様々な形をとって原点回帰が噴出するような潜在力を持っていたことである。その意味では、ヤスパースも安藤昌益も両方が正しいように思われる。

その後、諸国家がさらに大きく統合され、東西において中華帝国やローマ帝国のような「世界帝国」の時代になり、しばしば指摘されるように、15世紀の段階では中華帝国に代表される東洋の方が西洋に多くの面で勝っていたとされるが、いわゆる西洋を発信とする「大航海時代」を経て16世紀に「世界経済」つまり、資本主義「世界システム」が立ち現われてくるにつれて、東西の関係は逆転してくる（ポメランツ２０１５）。

コラム４

神々の沈黙と二分心

ここに興味深い本、ジュリアン・ジェインズの『神々の沈黙――意識の誕生と文明の興亡』（紀伊国屋書店、２００５、Julian Jaynes, *The Origin of Consciousness in the Breakdown of the Bicameral Mind*, 1976）がある。ジェインズは米国の心理学者であり、この一冊しか書かなかったが、非常に刺激的な仮説の提示であるために様々な議論がこの本をめぐって行われてきた。彼は、二千数百年前までの古代人の脳は、左右脳が十分につながっていない「二分心（Bicameral Mind）」であったが、これが停止することによって「意識」が生まれたと考える仮説を提出した。ジェインズは、二分心の脳の状態で意識の前段階の「声」のようなものが登場したと考え、この声は「神の声」として右脳に聞こえたというのを古代の神話や叙事詩などを手掛かりに明らかにしようとしている。

『イーリアス』の英雄は、私たちのような主観を持っていなかった。彼らは、自分が世界をどう認識しているかを認識しておらず、内観するような内面の〈心の空間〉も持っていなかった。私たちの主観的で意識ある心に対し、ミケーネ人のこの精神構造は〈二分心〉と呼べるとした。意思も立案も決定もまったく意識なくまとめられ、それから、使い慣れた言葉で、あるときは親しい友人、権力者、あるいは『神』を表す視覚的オーラとともに、またあるときは声だけで各人に『告げられ』た。各人は、自分では何をすればよいのか『見て取る』ことができないため、こうした幻の声に従った」（ジェインズ 2005、99-100頁）。

ジェインズによれば、たとえば、自転車を運転しているときなどは、運転することには「意識」は働いていないが同乗者との会話では働いていると考える。この〈二分心〉の現代人の痕跡は、人びとの幻覚、特に幻聴にみられるとして、統合失調症の患者などに注目するのである。ジェインズは、幻覚はストレスによるものとして、次のように述べる。

「統合失調症の幻覚が古代における神々の導きに似ていると考えるのが正しいのなら、どちらの例にも共通する生理的誘因があるに違いない。私が思うには、それはようするにストレスだ。前述のように、正常な人では幻覚が起きるためのストレスの閾値はかなり高い。私たちのほとんどは、悩みに悩んで、どうしょうもない状態にならなければ、声が聞こえたりはしない。だが精神病を発病しやすい人の閾値は、いくぶん低い。（中略）〈二分心〉の時代には、幻覚を起こすストレスの閾値は、現代の正常な人や統合失調症患者のそれよりも、かなり低かったと考えてよいかもしれない。目新しい状況に置かれて行動を変えねばならないときに感じるストレスだけで、閾値を超えたのだ」（同前書、119－120頁）。

「人類史上のまさにこの時点で、仕事をやり抜くという淘汰圧のもと、言葉を声に出す役割が脳の片側だけに委ねられ、もう一方の側がその役割から解放された。そして、人間は後者の側で幻覚の声を聞き、仕事をやり抜けるようになったのだ」（同前書、166頁）。

そして、言語の進化において、名前の発明が行われると、「神々の登場」になるとして、族長・王が次第に「生ける神」になるにしたがって、王の声は神の声になるとするのである。

「今や私たちは、〈二分心〉時代の入口までやって来た。というのも、大勢の人間を束ねて都市を形成できるような社会統制に仕組みができる時期も間近だからだ」（同前書、169頁）。

こうしてジェインズは「意識」が二千数百年前に発生したとするのであるが、これは広く理解されている「意識」概念から採用しかねる。

ジェインズの言う「意識」は狭義の「意識」、つまり「自己意識」、しかも倫理的な「自己意識」のことと考えるべきだと私は考える。戸坂潤は『道徳とは何か』において、道徳で問題になるのは単なる個別的意識ではなく、「自分」という意識であると述べた。このような「自己意識」が登場することによって、普遍的な道徳的・倫理的な探求が始まったと言える。それが、ソクラテスの「汝自身を知れ」の解釈や、さらには「枢軸時代」と呼ばれるような飛躍が現れた背景にあるのではなかろうか。

第3章

近代文明と三つの革命

1　産業（工業）革命

（ⅰ）産業革命と市場経済

まず生活・経済史の視点からみると、資本主義世界システムは、18世紀以降の産業革命によって加速度的に発展し、農業から工業を主とする、それ以前と異なる社会の物質代謝様式が生み出されてくることになる。家（オイコス）で行われていた様々な家内工業的労働は、家の外へと引き出され労働と生活の分離が進行し、工場やオフィスとして社会的に組織されることになる。そして、資本主義の形成とともに、工業的労働と機械化、市場経済が拡大再生産されてくるのである。従って、農業労働を中心とする自給自足の生活から工業労働が次第にウエイトを増し、自分が消費するためのモノの生産から市場を念頭に他人が消費するためのモノの生産へと転換していく。そして、商品交換が全面化してくることによって、市場経済社会、資本主義社会が個々人の生活を動かしていく論理となってくる。それに伴い、アリストテレスの家政学（オイコス学）はアダム・スミスの経済学（エコノミー学）へと転換していく。

この産業革命で、人間社会の生産力のこれまでにない増大と人口増加があるわけであるが、同時に人間社会の自然循環からの離反というものが部分的ではなく、「人間と自然の物質代謝の亀裂・攪乱」と呼ばれるような事態が引き起こされ、全面的、決定的になってきたのである。

すでに述べたように、16世紀に始まった西洋の近代化以降は、自然哲学から「科学（science）」が分岐し、科学的精神という宗教的な精神とは区別される精神のあり方が生まれることになる。また、人びとの欲望を開放・促進する市場経済が全面化して、後述するように国民国家とともに資本主義世界システムが形成されていく。これによって、生産力と生産関係の矛盾だけでなく、生産力と自然生態系との矛盾が昂進していき、20世紀後半において人類史的にみて大きな意味を持つ、人類の生産力と地球的な自然生態系との矛盾が露呈することになるのである。人間と自然の物質代謝やホメオスタシスの視点から振り返ってみると、人類史上予期しない大きな危機が背後で進行しつつあったのである。

近代工業社会が経済成長システムを維持できるように思えたのは、システムの拡大再生産に必要なほとんどの動力を、自然生態システムの物質循環やエネルギー代謝から離れた、地下の化石燃料からエネルギーを引き出していたからである。人口増加を支える食料生産もまた自然循環を無視して化学肥料や農薬などの過剰投与による工業化された農業によって拡大再生産が実現できるようにみえたからである。

また、注目すべきは、近代における社会システムの「発展」論理には、自然の論理とは無縁の市場経済・資本主義の論理が入り込んで絡み合っていることである。単なる商品交換はなお贈与の延長とも捉えられるが、貨幣価値を増大する商品交換というのが資本主義の論理である。これは全く自然のなかには捉えられないものである。そして、資本主義の生成（資本の本源的蓄積過程）には、周知のように貧農・小作が土地（自然）から追い出され、都市の賃労働者となっていく過程がある。賃労働者とは言わば「労働力商品」である。したがって、人類史的にみれば、資本主義の生成とは、大量の人間を土地（自然）から切り離す過程である。近代以降の農村から都市へのこのような大量の人間の移動、人類の土地（自然）からの切り離しは、人類史において一大画期であり、この転換を特徴づけるものと言える。すでに述べたように、物質代謝様式からみると、人間―自然関係の深層においてこの大転換を特徴づける、より深刻な事態が進行していき、人間と自然の物質代謝の亀裂が20世紀の後半に地球環境危機や都市―農村関係の問題として露呈してくるのである。

上記の社会変化は精神面での大きな変化ももたらした。資本主義社会は、物質的富の拡大を追求し、その要素である商品を絶えず求めるように人びとの欲望を刺激し拡大再生産していくと言える。特にいかなる商品をも購入できる貨幣への欲望は貨幣フェティシズム（物神崇拝）と言われるぐらいに高まっていく。近代以前は、宗教的規制もあって欲望の抑制が美徳の基調となっていたが、いまや「欲望の開放」が肯定され、人間精神の複雑さは増してくる。人びとは社交的であるとともに利己的になる。カントの言葉で言えば、「非社交的社交性」である。

（ⅱ）科学革命と市民革命

これらを背景に、西洋の近代化において、社会経済の大変革に伴う幾つかの精神の変革・革命が起こることになる。ルネッサンスや宗教改革もそのなかの重要な一環であろうが、人類史的に見て広く大きいのはやはり、「科学革命」と「市民革命」の二つの「精神革命」であろう。すでに見たように、農耕革命によってもたらされた支配従属関係とそれを精神的に支える身分制の制度を抜本的に変革するものであったからである。農耕革命によって破壊された狩猟採集時代の平等主義の復活を枢軸時代の普遍宗教と違って現実に政治制度として実現しようとするものであったからである。

以下に、科学革命とフランス革命について、「精神革命」としての意義にもう少し触れておこう。

①科学革命――真理・知識の世俗化　まず、「科学革命」と呼ばれる精神革命が神学的な知へ対抗して思弁知と技術知の統合による真理の探究として起こることになる。これは、ガリレオ・ガリレイに見られるように観察・実験によって自然世界を理解する仕方を提起することによって、枢軸時代に生まれた世界宗教や哲学の思弁的智が支配体制の補完物になっていることを告発していくことになる点にまず大きな意義がある。

村上陽一郎は、この科学革命を「聖俗革命」として捉えること提案しているが、この議論を前述の視点と絡ませてみることが興味深いと思われる。村上は二点にわたって提起する。

第一点は、17世紀に、「真理の世俗化」「知識の世俗化」があったとして、F・ベーコンに見られるように、真理は特別の恩寵によって神から特別の者に与えられるというのではなく、知識の平等が広がっていったとする。つまり、「特別な人間にとっての知識」か「人間一般にとっての知識」か、という選択があり、これが本質的な不連続をなしているということで、「聖俗革命」と言うのである。これは、知識は秘匿されたものであってはならず、万人に公開され平等にアクセスできるようにされねばならないという、ある種の平等主義の考えにつながる。

もう一点は、村上によれば、「科学革命」といっても、前期近代の17世紀とその後の18、19世紀の後期近代との間には断面があるとする。前期の「科学者」では神―自然―人間が問題になっているが、現代に通じる後期の科学者では、神は脱落して自然―人間が問題になっているとして次のように語る。「17世紀には、人間の持つ自然についての知識は、人間―自然―神という三者の包括的で全体的関係のなかでしか意味を持ち得なかった。したがって、『科学者』は必然的に神学者であり、形而上学者であった。しかし18世紀に入って、この三者の全体的な脈絡関係が崩壊し、神が体よく棚上げされながらこの関係から脱け落ちて行くに従って、それまで『神の真理』という形で保証されていたためにその根拠自体はついに疑われたことのなかった『真理』や、同様に、神の理性に照明された人間理性が外界を一意的に把握するという構造のなかではその原理的な根拠を疑われることのなかった『人間の認識』の問題を、あらためて最初から問い直し、理論枠を構成し直さなければならなくなった。そこに、たとえば、ロック、バークリーらのように、人間から出発する真理論や認識論を主要分野とする近代的な哲学が発生した、と見ることができよう」（村上１９８７、23頁）。

確かにすでに見たように、デカルトに始まり、近代哲学の頂点とも言えるカントの『純粋理性批判』などが神や魂の不死を問題にした旧来の形而上学を否定して、ニュートン以来の自然科学の認識を本来的な課題として基礎づけようとしたことがよく理解できる。

②フランス革命——平等の制度化とネーションの形成　そして、「自由・平等・友愛」の旗を掲げる「政治革命」としてのフランス革命は、英国の「名誉革命」やアメリカ「独立革命」など一連の市民革命の頂点にあり、農耕革命以来の国家における様々な支配—従属関係を根底から打破するものとして登場した。枢軸時代の宗教者や哲学者のように、精神世界における自由、平等を主張しただけでなく、現実世界にそれを政治的・法的に制度として実現しようとした点が人類の精神史の大きな転換をなしたわけである。確かにフランス革命は重層的な性格を持っており、フランスのブルジョア国家形成を支える精神の発揮でもあったが、同時に「恐怖政治」へといたって自己崩壊したとはいえ、民衆レベルでの平等主義の噴出でもあったと言える。これが普遍的価値として法制度化された「個人の尊厳」、「人権」などの基本的人権を背後からしっかり支えたことも事実であろう。

フランス革命は、同時にまた国民国家を生み出すブルジョワ革命でもあり、そのもとでの資本主義経済の拡大発展は新たな支配—従属関係を生み出すことになったが、これに対抗する民衆の平等意識、平等の実質的拡大を求める運動が、その後の社会主義、共産主義、アナーキズムをはじめとする反資本主義の社会運動の核になった。同時にまた、フランス革命の大きな汚点でもある女性の権利の無視もまた、その後の女性運動を引き起こすことになった。

しかし、同時に近代国家は、「国民国家（nation-state）」として、それに対応する「ネーション（nation）」（国民、民族）という近代以前になかった社会集団を生み出すことになる。ベネディクト・アンダーソンはこれを伝統的共同体とは違う「想像の共同体（imagined community）」という、新たな「共同体」と考えた。「想像の共同体」は「想像上の共同体」とは区別されねばならない。国民はたとえ伝統的共同体のようにリアルにお互いを実感することがないにしろ、様々なメディアや抽象的な時空の共有を通じて同じ共同体の一員であることを想像的に実感しつつ、たとえ現実に不平等と搾取があるにしても、理念的には水平的な関係にあるものとして国家への忠誠心を抱いて、場合によっては死を賭して戦場に喜んで出かけることになるのである。これもまた近代の「精神革命」の一つと言えるかもしれない。このナショナルなメンタリティは近代以前にもあったエスニシティを帯びた愛郷心にも通じつつも、近代国家に固有な「ナショナリズム」を生み出すことになる。多くの歴史家が指摘するように、「ナショナリズム」は昔からあったのではなく、まさに19世紀の終わりに登場したのである。

以上みてきた人類史を通観してみると次のように言える。農耕以前の狩猟採集時代の平等の共同体意識から農耕革命による都市や国家の誕生を基礎にした奴隷制的・身分制的な階級社会の成立、そしてそれに伴う支配―隷従の意識の誕生がまずある。そして、その後の現代に至る過程は、既存の身分制の支配―隷従関係のなかでの潜在化・無意識化した共同体意識を基礎にした平等意識の復活と創造の歴史と捉えられる。

その第一の現れは、前5世紀頃の諸々の普遍宗教・哲学の出現であり、これは精神世界における「救済の平等」として理解される。また支配隷従の身分制度そのものを不合理なものとして打破して万人の平等を宣言したフランス革命に代表される近代政治革命において、こういった深層意識の現れも見るべきではないかと思う。農耕革命以降、政治的経済的に制度化された不平等は様々な民衆の反乱や一揆を呼び起こし、延々と反不平等運動が続いてきたと言える。実際、ちょうど今から２５００年前の「枢軸革命」と同様に、２３０年ほど前の近代のフランス革命に代表される反不平等革命に関しても、18、19世紀の世界各地においてこういった不平等への民衆の異議申し立てが噴出したとみられる。人権や国民主権を確立したフランス革命にはそういった人類共通の運動や思想の頂点をみることができる。しかし、すでに見たように女性の権利についての意識がまったくないなど、その問題点も見逃せない。この点で言えば、フランス革命のラディカルな平等を思想的に準備したと言われるルソーは男女平等を語ることはなかったが、同時代の日本の江戸時代の思想家である安藤昌益は男女平等を語っていたのである。男女共同での稲作労働の生活を背景とする安藤昌益の思想はこの意味で世界史的意義を持っている。

コラム　5

近代と近代以前の精神病への関わり合い

ミシェル・フーコーは、『狂気の歴史』や『臨床医学の誕生』において、「狂気」の概念や「狂人」の取り扱いについて、近代以降の科学や国家の発展との関係で大きく変化してきたこと、またその意味するところを論じている。

西洋の中世では、狂人は社会のなかを自由に歩き回ることができ、「寛容」であり、「聖なる神々しいもの」とさえ考えられていた。ルネッサンスの人文主義（ヒューマニズム）は、狂気の「神々しさ」をもっと人間的な（ヒューマニスティク）「賢人」という概念に変容したとする（渡辺京二は『逝きし世の面影』で、日本の場合も近代以前には似たような事態があると報告している）。

しかし、デカルトに代表される「理性の時代」と呼ばれる古典時代になると、理性は最高の権威として君臨し、非合理性や非理性から切り離されていく。このような思考のあり方は、社会の現実に反映され、「狂人」の取り扱いの変化となっていく。デカルトの死後6年ほどで、犯罪人や乞食とともに、狂人を収容するための総合救貧院がパリにつくられ、分離され、隔離された。中世及びルネッサンス期から古典時代への移行において大きな断絶がみられるのである。さらに、古典時代の進行のなかで再び断絶が生じる。狂人の隔離は残酷だと考える改革者の出現によって、狂気は犯罪ではなく、病気であり薬を与えられるべき治療の対象とされるようになる。そして、19世紀末、この方向をさらに一歩進めたのは、フロイトであり、患者に狂気を積極的に語らせるのである。そして、フーコーによれば、精神科医と患者の会話のシステムが形成され、患者は全知全能の精神科医の支配下に置かれるとするのである。フーコーによれば、ここには権威主義的なブルジョア社会が反映されているという。

フーコーは『狂気の歴史』の序言のなかで、この本の意図をこう述べている。

「18世紀末に狂気が精神病として制定されてしまうと、両者（理性と狂気―筆者注）の対話の途絶は確定事実にされ、区別は既成事実になり、狂気と理性の交換がいとなまれていたところの、一定の統治法を欠く、つぶやき気味のあの不完全な言葉のすべてが忘却の淵にしずめられた。狂気についての理性の側の独白にほかならぬ精神医学の言語は、その基礎には上述の沈黙しかもちえなかった。私はこの言語の歴史を書こうとしたのではない。むしろ、こうした沈黙についての考古学をつくりだすことが、私の意図である」（フーコー1975、8頁）。

これはどういうことかと言うと、フーコーによれば、「精神医学の歴史ではなく、知によるあらゆる把握以前の、活動している狂気それじたいの歴史」を明らかにしようとしたのである。

2　20世紀以降、現代まで

(i) ナショナリズム、平等思想の深化

20世紀の人びとの精神に大きな影響を与えたのは、ひとつは、19世紀末に生まれたナショナリズムであろう。それは、20世紀前半には、帝国主義と結びついて世界大戦を引き起こすこととなったが、20世紀後半には植民地からの独立の原動力にもなった。もうひとつは、人類の平等を求めてロシアに

起きた「社会主義革命」であろう。これは、当時、平等を求めて闘ってきた人びとにとって大きな希望の星であった。

前者のナショナリズムのなかでも、とくに国家権力と結びついたナショナリズムは、ドイツや日本ではゲルマン神話や天皇神話をつくり出し、20世紀前半の二つの世界大戦の推進力となり悲惨な結果をもたらした。とくに、ナチズムは、優性思想に基づいてユダヤ人や障がい者の抹殺を企てた。ここには、文字通りの精神の社会病理を見ることができよう。

さて、ロシアに起こった１９１７年の社会主義革命が、フランス革命の理念の平等主義を徹底して階級廃絶をなしとげたとして、世界中の労働者に希望を与えた。しかし、１９９１年のソ連・東欧の体制崩壊によって、その全体主義的・反民主主義的性格が露わになったこともあり、評価は複雑になった。

すでにみたように、フランス革命は、ブルジョアの革命でもあり、資本主義経済の拡大発展は平等を建前としつつも身分制とは異なる新たな経済的な支配―従属関係を生み出すことになったが、言論の自由などの公共圏を生みだした。経済的な支配―従属関係に対抗する民衆の平等意識が、その後の社会主義、共産主義、アナーキズムをはじめとする反資本主義の社会運動の核になった。ロシア革命はその延長上で起こったが、ソ連型社会主義にみられるように、当初の平等主義を実質化しようとする志向性はさまざまな外的・内的条件によって制約・歪曲され、新たな特権的な官僚層を頂点とする支配―従属関係をもたらすとともにさまざまな困難に行き当たり崩壊した。私は様々な要因のなかでも言論の自由を核とする公共圏を拡大する方向ではなく、革命初期の育ち始めた公共圏を解体し、結局スターリンの独裁体制に行きついた政治文化の貧困が大きかったと思う。しかし、今日、社会主義や共産主義の運動も原点に復帰してグローバル資本主義などによって生み出された貧困・格差・分断を克服することを目指して、平等主義の思想の再生を追求している。

平等を求める運動はフェミニズムを始め、先住民、障がい者、性的マイノリティ（LGBT）など様々なマイノリティの新たな社会運動として、過去の歴史になかった大きな動きが現れ出ているのも20世紀後半の特徴である。それらは多様性を重視した平等意識の深化という意味で「共生の思想」という性格を持っている。

この本の関心と絡ませれば、障がい者がどのように社会で暮らすかは、その社会の真の平等さ・豊かさと関わっているのである。その点で、相模原事件の加害者がナチスの影響をも受けていたということは、いろいろ考えさせられるものがある。真の共生意識を形成することは容易ではない大きな課題である。

(ii) エコロジー意識、地球人意識、科学技術の問題性

20世紀後半以降、カーソンの『沈黙の春』や石牟礼道子の『苦海浄土――わが水俣病』、ローマクラブの『成長の限界』という本が出て以来、地球環境問題に大きな関心が向けられるようになった。のぼり詰めた人類社会と地球自然の物質代謝の問題性は、世界的に人びとの「環境意識」と「地球人意識」いう点で、大きな精神革命の準備を促しているが、なお途上にある。それとともに、ここ数年来、「人新世（Anthropocene）」という言葉がよく聞かれるようになった。この言葉は、ノーベル賞

受賞者の大気化学者Ｐ・クルッツエンによって提案された地球の新たな地質年代の名称であり、最終氷河期が終わった1万7千年前に始まった「完新世」に続く新たな地質年代の名称である。これは、人類の活動が地質年代レベルという大きなスケールで地球を変えつつあり、要するに、地球環境破壊に示された人類による「自然の征服」は、新たな地質年代の名称が必要となるくらい巨大なものになりつつあることを示している。近代以降、経済成長という旗のもとに発展してきた資本主義や産業主義がその「自然の征服」の主要な動因であることはいまや明らかであり、それに対抗する運動のための大きな地球規模の連帯と意識変革が必要であることを語っている。

この「自然の征服」に大きな一翼を担ってきているのが、科学・技術である。すでに見たように近代初頭において科学的精神は人間の自由と平等に大きな積極的役割を果たした。しかし、19世紀以降、制度化され、科学と技術が結合して「科学技術」として経済と連携しつつ発展していくにつれ、これの負の側面が現れてくることになる。二つの世界大戦の武器そのものが科学技術の「成果」であるが、その最大のものは、国家の下にアインシュタインやオッペンハイマーなどの第一級の科学者によって主導されたマンハッタン計画である。この計画は、人類史で初めて地球上のすべての生命体を絶滅する可能性を持つ原子爆弾を完成させた。そして、第二次世界大戦の終わりに、原子爆弾が広島、長崎に投下され、この世の地獄が生み出された。ところが、その被爆国・日本で、核の戦争利用はだめであるが、平和利用ならば意義のあることだとして、「原発立国」というスローガンのもとに原子力発電所がつくられていった。その結果、２０１１年に東日本大震災によって原発事故が起こり、津波による大被害とともに大地を始め地域の自然が広範に放射能汚染を被ることになった。

これらは、科学・技術というものへのオプティミズムを打ち砕くとともに、核による人類絶滅の意識ももたらした。核にとりつかれた人びとの精神的な社会病理もあらわになった。同時にまた被爆者を始め様々な団体の核兵器廃絶運動によって人類共通のヒューマンな意識も生み出され、２０１７年には、核兵器禁止条約が国連総会で決議された。批准国・地域が50を超え、２０２１年1月に発効された。しかし、残念なことに、本来この条約を第一に推進すべき日本の政府は米国の核の傘の抑止力を理由にこれに反対という驚くべき決定をなし、被爆者の願いを裏切り続けている。

(iii)「戦争放棄」の思想、共生の思想

今日また、改めて新たな光をあてられてきたのは、日本国憲法9条に結実した、第一次世界大戦の終了とともに始まった「戦争放棄」の思想と運動である。これもまたある種の精神革命を求めるもので、農耕革命以来、発生し続いてきた国家の戦争という大きな課題を克服しようとするものである。

20世紀の後半にソ連東欧の社会主義が機能不全に陥ったころに、さきにみた欧米での論争と軌を一にして日本で共生理念が提唱され、議論がまきおこったことは、これまで述べてきたような人類史的背景のもとでみると非常に興味深い。日本独自の共生理念の提唱の背景として、直接には先に示された20世紀後半の環境問題などの諸問題に触発されるなかでの日本人の人間・自然観や仏教などの影響があげられる。しかし、それ以上に大きいのは日本国憲法の第9条の戦争放棄（非暴力）という徹底した平和主義が半世紀近くを経て国民のなかに定着してきたことではないかと思う。

とりわけ、1万年前の農耕革命以後、国家の登場とともに国家間の戦争が生じ、それ以来多くの人

びとを苦しめてきた。すでに述べたように、それは、枢軸時代の賢者たちを生み出した一因であったが、にもかかわらず、第一次世界大戦を経るまでは、戦争は政治的紛争を解決する手段として是認されてきたのである。そのことを考えれば、戦争放棄の思想とそれを具現化した日本国憲法9条の意義はきわめて大きいと言えよう。米国の歴史家ジョン・ダワーによれば、二つの世界大戦を経験したことによって「戦争放棄」という理想は、それ自体多くの人びとの心に訴える力を持っていただけでなく、近年の歴史に先例を持っていたという。1928年に締結された、正式には「戦争放棄にかんする条約」として知られるパリ不戦条約が、GHQ草案のなかの戦争放棄に言及した文言に最も明確なモデルを提供したのである（ダワー2004、130頁）。さらに言えば、このパリ不戦条約の前に、1920年代の米国では、「戦争非合法化」の思想と運動が弁護士のレヴィンソンや哲学者のデューイによって行われたことを強調しておいてよいと思われる（ハサウェイ／シャピーロ2018）。

20世紀の世界大戦以降、様々な世界的課題とともにそれを解決しようと模索するなかで、人類の世界的・地球的な共通の問題意識が生まれつつある。また、20世紀の後半に加速されたインターネットに代表されるような情報通信革命は世界中の人びとの関係を深め、様々な親密な関係を形成する機会とともに新たな世界的な公共圏を形成する上で重要なツールを与えつつある。かつてメディア学者のマクルーハンが「地球村」という言葉を提起した。アンダーソンは国民国家のネーションを「想像の共同体」と呼んだ。これらを思い起こすと、我々はもう一段上の地球レベルの「想像の共同体」の生成を、地球人意識の形成とともに見つつあるのかもしれない。この意識の生成を背景にして、今日、地球上の様々な意味で異なる人びとの共生を実現しつつあると言えよう。

依然として覇権主義的な国家の横暴や宗教的文化的抗争はみられるが、多くの諸国家や市民社会の人びとは連帯して、試行錯誤はありしばしば無力を露呈してはいるとはいえ、それらの解決に向けて行動し、国連など国際諸機関の革新も目指し、さらには世界的課題の解決へ向かって努力を続けている。おそらくローカル、ナショナル、リージョナル、グローバルの各次元に対応して、地域共同体を基礎にして、地域共同体、国民共同体、地球共同体を形成して多くの世界的課題を解決していくことになるであろう。この意味でも今回のコロナ禍はいろいろな教訓を与えつつある。

その際に、日本国民は、日本国憲法、とりわけその戦争放棄の9条の理念や、平等主義の深化としての共生理念とともに、人類の精神史において獲得された様々な精神的価値を背景にして、近現代文明の負の側面を克服し、精神の新たな革命に至る様々な思想と運動の重要な役割を担わねばならないと思うのである。

【第Ⅱ部　引用・参考文献】

・安藤昌益『統道真伝　上』岩波文庫、１９６６年。
・大塚柳太郎『ヒトはこうして増えてきた　20万年の人口変遷史』新潮社、２０１５年。
・尾関周二「現代の人間観・歴史観の構築へ向けて『ホモ・デウス』と『サピエンス全史』の批判を機縁に」、『環境思想・教育研究　第12号』２０１９年。
・尾関周二「『ホモ・デウス』と『サピエンス全史』を読む　21世紀の人間観、歴史観の先駆かあだ花か？」、『季論21』44号、２０１９年。
・尾関周二『多元的共生社会が未来を開く』農林統計出版、２０１５年。
・加藤勝『ホメオスタシスの謎　生命現象のゆらぎをさぐる』講談社、１９８７年。
・木村敏『分裂病の現象学』弘文堂、１９７５年。
・齋藤亜矢『ヒトはなぜ絵を描くのか　芸術認知科学への招待』岩波書店、２０１４年。
・ジェインズ、ジュリアン『神々の沈黙』紀伊國屋書店、２００５年。
・セガール、カビール『貨幣の「新」世界史』早川書房、２０１６年。
・ダワー、ジョン『敗北を抱きしめて』下巻、２００４年。
・ダマシオ、アントニオ『進化の意外な順序　感情、意識、創造性と文化の起源』白揚社、２０１９年。
・武田清子『日本文化のかくれた形』岩波書店、１９９１年。
・寺前直人『文明に抗した弥生の人々』吉川弘文館、２０１７年。
・中井久夫『分裂病と人類』東大出版、２０１３年（初版、１９８２年）。
・永田和宏『生命の内と外』新潮社、２０１７年。
・ハサウェイ、オーナ／シャピーロ、スコット『逆転の大戦争史』文芸春秋、２０１８年。
・ハート、ドナ／サスマン、ロバート『ヒトは食べられて進化した』（原題：Man the Hunted）化学同人、２００７年。
・ハラリ、ユヴァル・ノア『サピエンス全史　文明の構造と人類の幸福　上・下』河出書房新社、２０１６年。
・福岡伸一『動的平衡　生命はなぜそこに宿るのか』木楽社、２００９年。

・ポメランツ、ケネス『大分岐　中国、ヨーロッパ、そして近代世界経済の形成』名古屋大学出版会、２０１５年。
・松木武彦『人はなぜ戦うのか　考古学からみた戦争』講談社、２００１年。
・松沢哲郎『想像する力　チンパンジーが教えてくれた人間の心』岩波書店、２０１１年。
・三木清『構想力の論理』、『三木清全集』８巻所収、岩波書店、１９３９年。
・フーコー、ミシェル『狂気の時代』新潮社、１９７５年。
・村上陽一郎『科学革命と聖俗革命』新曜社、１９８７年。
・ヤスパース、カール『歴史の起源と目標』重田英世訳、『世界の大思想Ⅱ-12ヤスパース』所収、河出書房、１９６８年。

あとがき

「青く、しなびて皺だらけの、カエルのような赤ちゃんだった」

私の母（東ユリ子）が、折に触れて話していた私の出生時の姿です。それは、１９４５年（昭和20年）10月のこと、８月の敗戦後間もなくのことでした。母は私を生む前から、私が爪のないような何かの障がいをもって生まれてくるに違いないと思っていました。というのも、戦時中は、よく知られているように、芋のツルを食べて飢えをしのぐような時代、妊婦には過酷な状況であったからです。ただ、母の話によると、妊婦には、特別に少し多めの大豆の配給があったそうですが、貸家住まいであったので、手元に少量の大豆を置いて、ほとんどを母屋の大家さんに渡したそうです。そうして確保した大豆ですが、空腹には厳しかったのでしょう、食べてはお腹を下してばかりいたそうです。そんななかで産んでくれたのです。

幼少期の私は病弱で、あちらこちらの病院に母が連れて行ってくれたことが思い出されます。「障がい児として生まれると思っていた」という母の言葉を繰り返し聞いて育つうちに、「障がい児として生まれるはずであった私」にとって、「障がい」は慣れ親しんだ言葉となりました。

父（東昇）は、医学者で、日本で初めての電子顕微鏡を考案し、（日本電子の風戸健二氏と共にと記憶していますが）完成させました。鹿児島に住む父の母（筆者の祖母）は、研究費を捻出するために田畑を売って支えました。当時の女性としては、相当の覚悟であったのではないかと思われます。父はそれに応えるかのように、電子顕微鏡完成後も、ウイルスの研究に邁進しましたが、一方で、親鸞聖人に深く帰依する仏教徒でもあったところから、科学の限界についてもよく話しておりました。

父は、短気なところもありましたが愛情の深い人でした。私が4歳の頃、当時流行した猩紅熱という病に罹り隔離病棟に入院したのですが、忙しいさなかにも私を見舞ってくれました。また、私の病状を心配して同僚の先生に話してくれたようです。先生の奥様が可愛いこけし人形をお見舞いに下さったことが、当時、おもちゃの少なかった時代、がらんとした病室で私の励みになったことも忘れられません。〝弱い者には、家族はもとより、周りの温かさが嬉しい〟という感覚が育ったようです。

小学校の頃、当時は色覚検査というのがあり、再検査になったりしたことが潜在的にあったのか、高校卒業後の進路を考える頃、京都の鴨川のほとりで夕焼け空を眺めながら、色盲を医学的に根本的になくせないかと考えていました。それには、優れた発想力と理数科の能力が必要と思いましたが、いかんせん、理数科は意味が分からない不得意科目で物理の最後の授業にかけたのでした。

〝雪は、等速運動で降ってくる。それは次の数式であらわされる〟というものでした。窓の外に目をやると、雪が、深々と、まさに等速運動で降りてきていました。でも、数式の意味がさっぱり分からない。将来の進路をかけて、なんとか物理が分かるようになりたいと臨んだ授業。がっくりしていた私に飛び込んできた、日頃熱心に授業をされていた伊藤先生の衝撃的な言葉！

〝梅の木に梅の花咲く、何事の不思議なけれど〟と黒板に書かれました。

「〝梅の木に梅の花咲く、何の不思議もないわいな（ないなあ）〟と言って終わったのでは、そこに、科学する心はない。ないんだけれども、でも、と、引っかかるところに科学の発展がある。これまでの授業内容は、全部忘れてもいい！　この内容だけは覚えておいてほしい！」

先生は教卓から身を乗り出して語られたのでした。「それならわかります！」先生の最後の授業が、私の進路を決めました。私は、福祉か教育の道から障がいにアプローチしようと進路を変更することにしたのでした。

大学では、教育学部に入り、そこで、河合隼雄先生の授業を受けるという幸運に出会いました。先生はスイスのユング研究所に在籍されて日本で初めて精神分析家の資格を取得し、帰国されたばかりでした。京大教育学部で講義をされた時に居合わすことができたのです。当時の授業ノートの表紙には「精神分析・河合講師」などと生意気な文字が残っています。

先生の授業はひょうひょうとした風貌と、関西弁の語り口も相まって学生たちに大変人気がありました。

先生が大学での授業のなかで「知っていること（分かっていること、考えていること）と、教えることは別のこと。なかなか大変だ」という意味のことを言われました。私も後に教員となり、「先生の言われたことはなるほどこういうことなんだなあ」と分かった気になっていました。しかし、もとより、そんな浅いレベルの話ではなかったと後年、知ることになりました。

先生は『昔話と日本人の心』の著書のなかで、「日本の昔話は西洋のそれとは異なる特徴をもっている」として、「人間の心は全体としては変わりはないにしろ、その表層にある意識構造には相当の差があり、それこそ個人差や文化の差を生ぜしめているものと考えられる」と述べています。

さらに、『ユングの13人の弟子が今考えている事』のなかで、先生は、おとぎ話の「片子（半分が人間で半分が鬼）」の話を書かれています。「私は自分を一種の片子とみなしていた。日本人でありながらスイスに留学し」とあります。西洋と東洋の文化の違い（とりわけ、キリスト教の精神が深く内在し思いのほか、こころの病にも関連する西洋と、そうとは言えない東洋）を背景に、ユング心理学の本髄を日本人に教え伝えることは、並大抵のことではなかったことは想像に余りあることです。

私は、ユングに心酔しているわけではなく、その理論には共感できるところとできないところがあります。とりわけ、心の内面を掘り下げていくあまり、現実社会（経済的、政治的、文化的、民族的等の個人を取り巻く社会の現実）を取り込むことが弱いと思われるところに、共感できないところがあります。しかし、彼自身の日常はというと、選挙には必ずというほど投票に行き、周りにもそれを促したといわれますから、現実社会に関心はあったようです。

周二と知りあったのは、彼が大学院生の自治会である院生協議会の事務局長をしていた時でした。私も原水爆禁止運動の活動をしていて、話をする機会があったからです。彼との出会いのなかで〝背中の充実している人だ〟と思いました。私は背中に人柄が現れると思っていたので、安心感がありました。当時は学生結婚が多く、私たちも共通の友人の大前哲彦さん、大前玲子さんや種村完司さんたちのサポートで人前結婚をしました。

私が、今回、統合失調症について取り組んでみたいと思った動機ですが、それは、主に二つの大学で教育心理学、臨床心理学、発達心理学などの授業を担当した他に、学生相談室のカウンセラーの任に就いており、そこでの学生との出会いにあります。当時、いわゆる、幻聴などで相談に来ていた学生たちに対して、深い知識のないまま傾聴することで向き合っていたことでよかったのかと、その後もずっと私の心に残りました。ただ、今も、毎年年賀状をくれるなどの交流のあることが私の支えになっていたりします。また、その後も、個人的な仕事の関係で、精神科やクリニックに伺う機会があり、そのなかで、娘の病名を聞いて狼狽えるお母さん、途方に暮れて突っ立っているお父さんなどに出会いました。患者さんたちは診察を待ちながら、あるいは、作業療法室で、ぐったりと生気なくうつ伏したままであったりしました。

この方々は、ずっとこのままでいいのだろうか。何かが違うと思ったのです。

私は、小・中・高を公立学校で過ごしたことも、影響があると思っています。公立校は地域社会の縮図であり、色々な家庭の方やいろいろなタイプの同級生がいました。なかには、お母さんが精神の病を持っている方がいて、そのことを同級生や近所の人たちが知って度々口にしていました。また、1年生も半ば頃になってもひらかなを書くのが難しい友達や、人物画を描くと三角形の体から手足が出ている絵になる同級生もいました。また、カリエスの病を持ち1年留年しながらも、素晴らしい紫陽花とカタツムリの絵を描くヨウイチロウ君という男の子のことも忘れられません。そのような色々なタイプの人がいることは、ごく自然なことであったのです。それが私の物を考える上での土台となったと思っています。もちろん、学力を主な基準とする私学もそれぞれに素晴らしい面があるでしょうが、多様な人との出会いができる経験は、社会の縮図であり教育のベースとして大切と考え、自分の3人の子どもたちは小・中学校を公立校で育てました。その精神を子どもたちが受けとめてくれたことを、誇りに思っています。

話は変わりますが、今回、周二との共著となったいきさつについて触れたいと思います。

当初は、私が一人で書くつもりでした。友達に、何かの拍子に詳しくは覚えていないのですが、「夫と書くのもいいなあ」という類のことを言ってしまいました。「ぜひそうしたら」と、友達が言ってくれるので、彼に話を掛けましたが「単著がいいんじゃないか」と、サラリと流されました。しばらくして、会った彼女に、「その気はないんだって」と私。ところが、彼女もひるまず「ぜひ、2人で書いてよ。旦那さんの考えも知りたいし」と、予想外に押してきました。熱心に言ってくれるのは嬉しいことでもあります。

何度か彼と交渉し、「それじゃあ、本文の最後に、ちょっと寄稿でもするかな」という展開となり、とりあえず、書いてくれる運びとなりました。本文の最後に、「特別寄稿」として載せることで合意しました。

でも、そうして実際に眺めてみると、せっかくの彼の貴重な文が私の本のなかに埋もれてしまいます。それでは、もったいなさすぎます。はじめから、目に留まるべきです！　そこで、表紙に名前を載せ対等にすることになりました。

このような次第で、機会を作ってくれた友達と、自身も学会や執筆に忙しいなか、本稿に関係する書物を紹介してくれたり、生活面でもリウマチを患う私のために、食事作りや買い物など大変協力してくれる夫・周二に、深い感謝の意を捧げたいと思います。

いつも私が仕事をすることを支援してくれた子どもたち、亡き父母、幼い頃から私を支えてくれた姉にもお礼の気持ちを捧げたいと思います。

さらに、私たちの本を手にしてくださった方々にも、厚くお礼を申し上げます。

ただ、2人の文体は大変違うため、読んでくださる方には、戸惑われることと申し訳なく思います。こういういきさつであったことで、何卒、ご容赦頂きたく存じます。

本書が何らかのヒントなりお役に立つことが少しでもあれば、この上もない幸いです。

最後になりましたが、本書の出版にあたって、本の泉社の新舩海三郎様に色々とアドバイスを頂き大変お骨折りをいただきました。心からの感謝を申し上げます。

尾関夢子

著者略歴

尾関　夢子（おぜき　ゆめこ）＝京都市生まれ。京都大学大学院教育学研究科教育方法学心理学コース修士課程修了。平安女学院短期大学保育科助教授、付属幼児教育研究所どんぐり教室主任。中央大学文学部非常勤講師、同大学学生相談室カウンセラー。高千穂大学人間科学部教授、同大学学生相談室主任カウンセラーを経て、現在、高千穂大学名誉教授。
著書『どんぐり教室の四季―障害幼児の保育実践と発達の視点』（共著、ミネルヴァ書房）、『乳幼児のための健康診断―心理相談員のみた発達と指導』（共著、青木書店）、「障害児の教育」門前豊志子編著『教育心理学―教育臨床的アプローチ』（小林出版）。

尾関　周二（おぜき　しゅうじ）＝岐阜県生まれ。京都大学大学院文学研究科博士課程哲学専攻満期退学。社会学博士（一橋大学）。２０１２年まで東京農工大学大学院教授。現在、東京農工大学名誉教授。総合人間学会会長、環境思想・教育研究会会長。

著書『多元的共生社会が未来を開く』（農林統計出版）、『環境思想と人間学の革新』（青木書店）、『現代コミュニケーションと共生共同』（青木書店）、『増補版 言語的コミュニケーションと労働の弁証法』（大月書店）、『遊びと生活の哲学』（大月書店）他。

共編著に『「環境を守る」とはどういうことか』（岩波書店）、『環境哲学と人間学の架橋』（世織書房）、『〈農〉と共生の思想』（農林統計出版）その他多数。

こころの病は人生もよう
――統合失調症・ユング・人類精神史

2021年３月22日　第１刷発行

著　者　　尾関 夢子・尾関 周二
発行者　　新舩 海三郎
発行所　　株式会社 本の泉社
　　　　　〒113-0033 東京都文京区本郷2-25-6
　　　　　TEL. 03-5800-8494　FAX. 03-5800-5353
印　刷　　音羽印刷 株式会社
製　本　　株式会社 村上製本所
ＤＴＰ　　木椋 隆夫

乱丁本・落丁本はお取り替えいたします。本書の無断複写（コピー）は、著作権法上の例外を除き、著作権侵害となります。

ISBN978-4-7807-1989-5 C0047
Printed in Japan